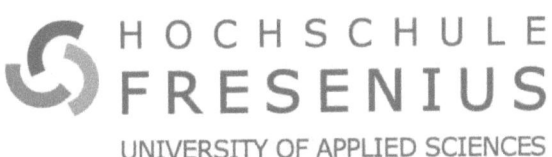

Hochschule Fresenius
Fachbereich Gesundheit & Soziales
Logopädie ATB_16: Angewandte Therapiewissenschaften (B. Sc.)
Studienort: Hamburg

Systematische Literaturrecherche zur Essbegleitung von Menschen mit Alzheimer-Demenz und oropharyngealer Dysphagie

Bachelorarbeit
zur Erlangung des akademischen Grades
Bachelor of Science

Klaus Wiebe
Geboren in Bielefeld
Matrikelnummer: 400 146 499

1. Gutachterin: Prof. Dr. Tanja Grewe
2. Gutachterin: Dr. Christiane Lücking

Abgabetermin: 22.05.2018

ISBN: 978-3-11-064415-9

Inhaltsverzeichnis

Zusammenfassung IV

Abstract V

Abkürzungsverzeichnis VI

Tabellenverzeichnis VIII

1 Einleitung 1

2 Theoretischer Hintergrund 1

    2.1 Grundlagen der Dysphagie 2

    2.2 Grundlagen der Alzheimer-Demenz 4

    2.3 Differenzierung verschiedener Gesundheits- und Pflegeberufe 5

    2.4 Palliative Aspekte in der Logopädie 6

3 Aktueller Forschungsstand 6

    3.1 Oropharyngeale Dysphagie bei älteren Menschen 6

    3.2 Oropharyngeale Dysphagie bei Demenz 7

    3.3 Oropharyngeale Dysphagie bei Alzheimer-Demenz 8

4 Zielsetzung der Arbeit 8

    4.1 Fragestellung 8

    4.2 PICO-Schema 8

5 Methode 9

    5.1 Vorgehensweise und Literaturrecherche 9

    5.2 Auswahl der Studien 11

    5.3 Qualitative Studienbewertung 13

    5.4 Evidenz 13

6 Ergebnis 14

    6.1 Vorstellung der eingeschlossenen Studien 14

    6.2 Ergebnisse der Studienbewertung 14

        6.2.1 Studie 1 Bautmans 15

        6.2.2 Studie 2 Chen 16

        6.2.3 Studie 3 Sato 18

	6.2.4 Studie 4 Suh	20
	6.2.5 Studie 5 Tang	21
	6.2.6 Studie 6 Ticinesi	23
6.3	Zusammenfassung der Ergebnisse	26
6.4	Evidenzanalyse	26
7	Diskussion	27
7.1	Diskussion der Ergebnisse	27
	7.1.1 Diskussion des Anwendungsfeldes Dysphagietherapie/ Essbegleitung	28
7.2	Diskussion der Methode	28
	7.2.1 Diskussion der Recherche	29
	7.2.2 Diskussion der qualitativen Bewertung der Studien	29
7.3	Diskussion der Anwendung in Praxis und Gesundheitswesen	30
8	Fazit und Ausblick	31
9	Literaturverzeichnis	VIII
	Anhang	XVI

Zusammenfassung

Ziele:
Ziel des systematischen Reviews war es, die aktuelle Evidenz zu der Frage aufzuzeigen, ob durch eine Essbegleitung bei Menschen mit Alzheimer-Demenz und oropharyngealer Dysphagie eine Reduktion der schluckbezogenen Symptomatik nachgewiesen werden kann.

Methoden:
Nach Beschreibung des theoretischen Hintergrundes mit den institutionellen und gesellschaftlichen Bedingungen von Schluckstörungen bei Alzheimer-Demenz (AD), erfolgte die Darlegung der Methoden zur Studienauswahl und die Einordnung nach Studienkriterien und Evidenzlevel.

Ergebnisse:
Die sechs selektierten Studien zeichnen sich durch verschiedene Themenschwerpunkte wie physiotherapeutische Hilfen, Essintervention in der Pflege, Früherkennung von Dysphagie bei AD, typische Schluckmuster bei AD, logopädische Therapie bei AD und Essintervention auch bei ausgeprägten Schwierigkeiten ohne perkutane endoskopische Gastrostomie (PEG) aus.
Bei der Evidenzbewertung werden die Level zwei bis vier festgestellt. Als wirksame Interventionen werden logopädische, physiotherapeutische und pflegerische Maßnahmen zur Essinterventionen einschließlich diagnostischer und prognostischer Methoden genannt.

Schlussfolgerungen:
Die multidisziplinäre Dimension des geriatrisch orientierten Krankheitsbildes bietet in der Zukunft angesichts der demografischen Entwicklung große Herausforderungen für die Akteure im Gesundheitswesen. Weitere Studien zur Effektivität von therapeutischen und pflegerischen Maßnahmen der Essbegleitung sind wegen der vermehrten Komplikationen dringend erforderlich, um die Versorgung und die Lebensqualität von Menschen mit Alzheimer-Krankheit und Dysphagie zu gewährleisten.

Schlagwörter: Alzheimer-Krankheit – Dysphagie – Essbegleitung – Reduktion der Einschränkung des Schluckens.

https://doi.org/10.2478/9783110644166-001

Abstract

Aims:
The aim of the systematic review was to examine the current evidence on the question, whether regular dining accompaniments for people with Alzheimer's dementia (AD) and oropharyneal dysphagia reduce the swallow-related symptoms.

Methods:
After describing the theoretical background with the institutional and societal conditions of dysphagia in Alzheimer's dementia, the author explains the methods for study selection and the classification according to study criteria and evidence level.

Results:
The six selected studies are characterized by different topics such as physiotherapeutic aids, eating intervention in nursing, early detection of dysphagia in AD, typical swallowing patterns in AD, speech therapy in AD and eating intervention even in severe difficulties without percutaneous endoscopic gastrostomy (PEG). For evidence assessment, levels two through four are identified. Logopedic, physiotherapeutic and nursing measures for eating interventions including diagnostic and prognostic methods are called effective interventions.

Conclusions:
The multidisciplinary dimension of the geriatric-oriented clinical picture, in view of demographic trends, will present major challenges for the healthcare sector in the future. Further studies on the effectiveness of the therapeutic and nursing care measures are needed to ensure the care and quality of life of people with Alzheimer's disease and dysphagia.

Keywords: Alzheimer's disease - dysphagia - eating intervention - reducing the restriction of swallowing.

https://doi.org/10.2478/9783110644166-002

Abkürzungsverzeichnis

ABB	Abbildung
AIDS	Acquired Immune Deficiency Syndrome
AD	Alzheimer`s Disease/ Alzheimer-Krankheit/ Demenz vom Alzheimertyp/ Alzheimer-Demenz
APA	American Psychiatric Association
AWMF	Arbeitsgemeinschaft der Wissenschaftlichen Medizinischen Fachgesellschaften
BI	Barthel-Index
BMI	Body Mass Index
CDR	Clinical Dementia Rating
CT	Controlled Trial
DAT	Demenz vom Alzheimer-Typ
DGPPN	Deutsche Gesellschaft für Psychiatrie und Psychotherapie, Psychosomatik und Nervenheilkunde
DGN	Deutsche Gesellschaft für Neurologie
DSM-IV/ V	Diagnostic and Statistic Manual of Mental Disorders
EBP	Evidenzbasierte Praxis
EMG	Elektromyogramm
EU	Europäische Union
FAST	Functional Assessment Staging Test
FEES	fiberoptisch endoskopische Evaluation des Schluckvorgangs
FDT	Funktionelle Dysphagie Therapie
HS	Hochschule
HWS	Halswirbelsäule
ICD-10 GM	Internationale statistische Klassifikation der Krankheiten und verwandter Gesundheitsprobleme (German Modification)
ICF	International Classification of Functioning, Disability and Health
IQR	Interquartile Range
MESH	Medical Subject Headings
MIO	Millionen
MMSE	Minimental State Examination
MNA	Mini Nutritional Assessment
MUST	Malnutrition Universal Screening Tool
N	Anzahl/ Probanden/ Patienten
NLM	United States National Library of Medicine
NMES	Neuromuscular Electrical Stimulation

https://doi.org/10.2478/9783110644166-003

ON	Oral Nutrition
RCT	Randomized Controlled Trial
PBE	Praxisbasierte Evidenz
PEG	Perkutane endoskopische Gastrostomie
PICO	Schema für Patient, Intervention, Comparison, Outcome
RKI	Robert Koch-Institut
SPSS	Statistical Package for the Social Sciences. Marke der Softwarefirma IBM für ein Statistik- und Analyseprogramm
VaD	Vaskuläre Demenz
VI	Vital-Index
VF	Videofluoroscopy/ Videofluoroskopie
WHO	World Health Organisation
WST	Water Swallow Test
TAB	Tabelle
ZB MED	Zentrale Bibliothek Medizin/ LIVIVO

Tabellenverzeichnis

Tabelle 1	Darstellung PICO-Schema zur Fragestellung	S. 9
Tabelle 2	Einschlusskriterien	S. 10
Tabelle 3	Suchbegriffe	S. 10
Tabelle 4	Suchverlauf in den Onlinedatenbänken	S. 11
Tabelle 5	Datenbanken mit Suchsyntax	S. XVI
Tabelle 6	Studienübersicht und Ergebnisse	S. XVII
Tabelle 7	Evidenzlevel nach Scherfer	S. 14
Tabelle 8	Suchstrategie in der Datenbank PubMed	S. XVIII
Tabelle 9	Suchstrategie in der Datenbank Cochran Central	S. XIX
Tabelle 10	Suchstrategie in der Datenbank Cinahl	S. XX
Tabelle 11	Suchstrategie in der Datenbank ZB MED/ LIVIVO	S. XXI
Tabelle 12	CONSORT-Statement, alle Studien	S. XXII
Tabelle 13	Studienübersicht und Einordnung in Evidenzlevel	S. XXV
Tabelle 14	Studie 1, Bautmans	S. XXVI
Tabelle 15	Studie 2, Chen	S. XXX
Tabelle 16	Studie 3, Sato	S. XXXIV
Tabelle 17	Studie 4, Suh	S. XXXVIII
Tabelle 18	Studie 5, Tang	S. XLII
Tabelle 19	Studie 6, Ticinesi	S. XLVI

1 Einleitung

Im westlichen Kulturraum hat sich seit Jahren eine zunehmende Alterung der Gesellschaften entwickelt. Alternde Bevölkerungsgruppen stehen vor großen finanziellen und sozialpolitischen Herausforderungen (Bundesministerium für Familie, Senioren, Frauen und Jugend, 2016). Seitens der demographischen Entwicklung findet eine Verschiebung von jungen zu alten Menschen statt. Außerdem nehmen chronische, progrediente und komorbide Erkrankungsformen zu, bei gleichzeitig steigender Lebenserwartung (Robert Koch-Institut [RKI], 2015). Dies bedeutet ökonomisch gesehen eine Umverteilung von Jung zu Alt. Dadurch stellen sich Fragen des Umbaus und der Anpassungsmaßnahmen politisch, sozioökonomisch, gesundheitlich und privat (Deutscher Bundestag, 2016). Die Gesundheitspolitik ist gefordert, die Ressourcen neu zu verteilen (Brandt, 2016). Alte Menschen verfügen zwar über mehr Geld als vor 50 Jahren, doch die gesundheitlichen Kosten durch die Zunahme von Unterstützung im Alter mit Behinderung stellt die Gesellschaft, Sozialsysteme und den Einzelnen vor große Herausforderungen. Durch die Veränderung der Demografie wächst auch die Zahl der von Demenz betroffenen Menschen (Finlayson et al., 2011). Dabei steigt der Hilfebedarf in Krankenhäusern, Pflegeheimen und im häuslichen Umfeld, um eine angemessene Versorgung sicher zu stellen (Dziewas et al., 2016). Von Gesundheits- und Pflegeleistungen Betroffene sind Demenzerkrankte und besonders Menschen mit Demenz und Schluckstörungen (Wirth & Dziewas, 2017).

2 Theoretischer Hintergrund

Die Demenzerkrankung als Sammelbegriff verschiedener Syndrome stellt ein häufiges Phänomen in der alternden Gesellschaft dar. Mit steigendem Lebensalter nimmt auch die Prävalenz von Demenz-Syndromen zu. Daraus folgt die Zunahme von Menschen mit demenzbedingter oropharyngealer Dysphagie (Wirth et al., 2015). In Deutschland leiden nach Schätzungen 1,2 Mio. Menschen an Demenz. Davon erkranken 50-70 % an Alzheimer-Krankheit (RKI, 2015). Neben der Alterung spielt auch die zunehmende Multimorbidität eine wachsende Rolle in der Häufigkeit der Krankheitsbilder (Wirth et al., 2015). Demenz stellt eine neurologische Erkrankung dar, die häufig einen progredienten Verlauf aufweist (Deutsche Gesellschaft für Psychiatrie und Psychotherapie, Psychosomatik und Nervenheilkunde (DGPPN), Deutsche Gesellschaft für Neurologie

https://doi.org/10.2478/9783110644166-005

(DGN)., 2016). Bei Demenz können die Bereiche Gedächtnis, Denken, Wahrnehmung, Motorik, Orientierung, Auffassung, Rechnen, Lernen, Sprache, Sprechen und Urteilsvermögen betroffen sein, aber auch das sichere Aufnehmen von Nahrung einschließlich Flüssigkeit. Im Verlauf der Erkrankung entwickeln die meisten von Demenz Betroffenen eine oropharyngeale Dysphagie (Wirth et al., 2015). Bei Einschränkungen der Nahrungsaufnahme ergeben sich teilweise größere Schwierigkeiten, die zu Austrocknung, Mangelernährung, Penetration und Aspiration führen können (Langmore et al., 1998). Mit dem Gewichtsverlust entstehen vermehrt Aspirationspneumonien, die eine erhöhte Sterblichkeit nach sich ziehen (Andersen, Beck, Kjaersgaard, Hansen & Poulsen, 2013; Wirth et al., 2016). Ebenso sind die Lebensqualität, die psychosozialen Faktoren und die Teilhabe betroffen (WHO, 2005). Das stellt die Betroffenen und die im Umfeld agierenden Menschen vor Probleme der Handhabung. Nicht zuletzt wird die Öffentlichkeit vor große finanzielle Herausforderungen gestellt (Corsten et al., 2017; Paranji, Paranji, Wright & Chandra, 2017). Wie soll in der näheren Zukunft die Versorgung in Krankenhäusern und in Pflegeeinrichtungen sichergestellt werden, wenn die Demenzpatienten mit oropharyngealer Dysphagie bei weiterer Alterung der Gesellschaft an Anzahl zunehmen, die Therapeuten und Pflegekräfte jetzt schon unterbesetzt sind und diese Anzahl aufgrund der Demografie weiter abnimmt? Das zweite Problem stellt dann die fehlende Finanzierung aus ähnlich kumulierenden Faktoren dar. Das betrifft auch die mangelnde Aufmerksamkeit für Forschung und Entwicklung. Es wird die Gesundheitsversorgung und das Bereitstellen von genügend Fachpersonal als Mangel artikuliert (Dziewas et al., 2016). Insgesamt führt diese kollektive Vernachlässigung beim Fachpersonal in Diagnostik, Therapie, Pflege und Konzeption in ambulanten, klinischen und stationären Einrichtungen zu einer mangelhaften Versorgung von Menschen mit Demenz, dem es gilt entgegen zu wirken (Dziewas et al., 2016).

2.1 Grundlagen der Dysphagie

Schluckstörungen werden im medizinischen Bereich als Dysphagie bezeichnet. Man unterteilt hier neuroanatomische Regionen, die Störungen auslösen können. Die Großhirnrinde und deren absteigende Fasersysteme bilden den willkürlichen Anteil des Schluckens ab und ermöglichen die Koordination der Schluckphasen (Bartolome et al., 2014). Zudem besteht kortikal eine Schluckdominanz unabhängig von der Händigkeit. Der Hirnstamm und die Hirnnervenkerne mit den beteiligten Hirnnerven mit dem Central Pattern Generator sind verantwortlich für den autonomen Teil des Schluckens (Warnecke & Dziewas, 2013). Hier wird die zeitlich-sequentielle Kontrolle des Schluckens vorgenommen. Dies geschieht sowohl sensorisch als auch motorisch. Ursachen für Schluckstörungen können neurologisch, muskulär, strukturell oder andersartig bedingt sein (Bartolome et al., 2014; Leidl, 2017). Die neurogene Dysphagie tritt bei verschiedenen Krankheitsbildern auf. Schluckstörungen treten häufig nach Schlaganfall auf, während bei Schädel-Hirn-Traumen oft schwere strukturelle Schädigungen entstehen. Das idiopathische Parkinsonsyndrom stellt eine muskulär bedingte Störung des Schluckens dar und bei Alzheimer-Krankheit sind verschiedene kortikal bedingte Schädigungen als Ursachen für die Erkrankung zu nennen (Bartolome et al., 2014; Warnecke & Dziewas, 2013).

Bei der Diagnostik der Dysphagie stehen zunächst Screeninguntersuchungen im Vordergrund, die von verschiedenen Berufsgruppen eingesetzt werden können. Ausführliche klinische Schluckuntersuchungen fallen für Therapieberufe in den Bereich der Logopädie (Wirth & Dziewas, 2017). Dazu gehörten die Störungsbeschreibung und die Schweregradeinteilung. Diese Einschätzung dient als Basis für klinisch apparative Verfahren, die meist von Ärzten (Warnecke & Dziewas, 2013) in Form einer Videofluoroskopie (VF) und einer fiberoptisch endoskopischen Evaluation des Schluckvorgangs (FEES) durchgeführt werden. Diese apparativen Untersuchungen werden wegen der Limitation jedoch weniger häufig eingesetzt (Hey, 2017). Ebenso ist die Rolle der VF und der FEES Untersuchung für Alzheimer-Krankheit nicht erwiesen (Chouinard, 2000), da die kognitiven Beeinträchtigungen einen unklaren Einfluss auf die Ergebnisse haben. Da die Schädigungsorte und Ursachen variieren können, müssen sich die Behandler unterschiedlichen Aufgaben (restituierende, kompensatorische, adaptive Verfahren) stellen. Bei Alzheimer-Krankheit und Dysphagie entstehen oft weitere Komplikationen wie Nahrungsverweigerung, Mangelernährung, Dehydration und Aspiration, die in eine Aspirationspneumonie mit lebensbedrohlichem Ausmaß münden können (Langmore et al., 1998). Am Lebensende von Menschen mit Alzheimer-Krankheit und Dysphagie sollten auch Aspekte der subjektiven Lebensqualität berücksichtigt werden (Huser & Bruggisser, 2017).

Auffällig bei Alzheimer-Demenz ist, dass schon bei leichten kognitiven Beeinträchtigungen Patienten von Schluckstörungen betroffen sein können. Schwere Ausprägungen der Dysphagie zeigen orale Residuen, eine verlängerte orale Transitzeit, pharyngeale Residuen, einen verzögerten Schluckreflex, eine verminderte Kehlkopfhebung sowie Penetration und Aspirationsgefahr (Alagiakrishnan, Bhanji & Kurian, 2013; Humbert et al., 2010; Priefer & Robbins, 1997).

Unter den professionell Helfenden entsteht eine interdisziplinäre Betrachtung des Patienten, in der keine Disziplin alleine die umfangreichen Herausforderungen handhaben kann (Sachverständigenrat, 2007). Der Beitrag der Logopädie zum Beispiel (z. B.) in interdisziplinären Teams besteht darin, die evidenten Methoden des Dysphagiemanagements bei Demenz angemessen anzuwenden, umzusetzen und zu kommunizieren (Schuster, 2016). Dazu gehört auch die Einbeziehung didaktischer Überlegungen. Außerdem wäre ein Aufnehmen z. B. der pflegerischen Perspektive (Behrens & Langer, 2010) und das Aneignen von medikamentösen und palliativen Wissens ratsam, um im Team zu immer wieder neu angepassten Lösungen für die vielfältigen Erscheinungsformen von Menschen mit Alzheimer-Krankheit und Dysphagie zu kommen (Enste, 2018; Schuster, 2016). Es gibt auch weitere Maßnahmen, die bei Schluckstörungen eingesetzt werden. Therapeutische Verfahrenen wie zentrale Neurostimulation und pharmakologische Behandlungsmöglichkeiten werden von dieser Arbeit ausgeschlossen, weil dies den Rahmen der Arbeit übersteigt (Dziewas et al., 2016).

2.2 Grundlagen der Alzheimer-Demenz

Der Begriff Demenz ist ein Oberbegriff mit vielen Formen kognitiver Einschränkungen verschiedener Ursachen. Die ICD-10 (WHO, 2018) und das DSM-IV (APA/ American Psychiatric Association, 2000) beschreiben Demenz in ähnlicher Weise als Verlust ehemals vorhandener kognitiver Fähigkeiten, die die Alltagsgewohnheiten erheblich beeinträchtigen. Die neuere Version der DSM-V (APA/ American Psychiatric Association, 2014) rückt den Fokus auf die Beschreibung des Schweregrads und nimmt Abstand vom Begriff der Demenz und benennt sie als neurokognitive Erkrankung. Als weitere Angabe kommt der ätiologische Subtyp hinzu (Heidler, 2015).
Die Alterung der Gesellschaft bringt das Ansteigen von demenziellen Erkrankungen mit sich. Bezogen auf das Geschlecht sind besonders Frauen mit zunehmendem Alter von Demenz betroffen. Wahrscheinlich ist, verglichen mit dem Jahr 2008, bis zum Jahr 2050 mit mindestens doppelt so vielen Demenzerkrankungen in der Bevölkerung zu rechnen. (Deutsche Alzheimer Gesellschaft e. V.; Sütterlin, Hoßmann & Klingholz R., 2011).
Die leichte kognitive Beeinträchtigung oder Mild Cognitiv Impairment genannt, beschreibt subjektiv empfundene Störungen, die jedoch nicht die Alltagsfähigkeiten beeinträchtigen. Die natürliche Alterung hat generell eine Volumenabnahme der grauen Substanz zur Folge. Im Alter ab 70 Jahren geht man von einem Verlust von ca. 1 % pro Jahr aus (Müller et al., 2016). Eine mittelschwere Demenzform kennzeichnet sich durch Einschränkungen in der Alltagskompetenz. Die schwere Form von Demenz wirkt sich in allen Lebensbereichen durch große Kompetenzverluste aus.
In einer Aufteilung verschiedener Demenztypen gemäß ihrer Häufigkeit beschreibt Heidler (2015) die Alzheimer-Krankheit (AD) mit ca. 60 %, vaskuläre Demenz (VaD) mit 15-

20 % und Mischformen von AD und VaD mit 15 % Häufigkeit. Andere Formen machen einen geringen Anteil aus (Brandenburg & Huneke, 2005). Heidler (2015) unterscheidet zwei große Demenzformen, die degenerative und nicht-degenerative Demenzform. In diese beiden Demenzformen wird die Demenz vom Alzheimertyp als degenerative Form und die vaskuläre Demenz als nicht-degenerative Form von Demenz eingeteilt. Daneben bestehen etliche Mischformen von Demenz und andere Demenzarten.

Logopädische Aufgaben bei Demenz bestehen in Beratung, Diagnostik und Therapie. Bei der Diagnostik sind Spracheinschätzung, Dysphagiediagnostik mit Essbiografie und Ernährungsstatus relevant. In der Therapie werden partizipatorische und kommunikative Inhalte, Dysphagiemanagement, Kostanpassung und Mundpflege behandelt (Schuster, 2016). Darüber hinaus betreffen die auffälligen Symptome der Demenz nicht nur das Schlucken, sondern auch das Verhalten und die Wahrnehmung mit Agnosie und Apraxie, die Orientierung, die Sprache, das Gedächtnis und die Compliance (Heidler, 2009). Anders als bei Dysphagie ohne kognitive Beteiligung sind die von Demenz Betroffenen nur eingeschränkt zu selbständigem Handeln, bewussten Denken und Mitarbeit in der Lage und nicht immer dazu befragbar (Sackett, Rosenberg, Gray, Haynes & Richardson, 1996). Es stehen verschiedene Strategien zur Nahrungszuführung und Nahrungsverweigerung zur Verfügung (Heidler, 2010). Diese vielfältigen Schwierigkeiten stellen Therapeuten und interdisziplinäre Teams vor besondere Herausforderungen, wenn es darum geht, existentielle Alltagshandlungen wie die Nahrungsaufnahme zu gewährleisten (Huser & Bruggisser, 2017). Die Gefahr der Dehydration und Malnutrition steigt in diesen Fällen deutlich an (Easterling & Robbins, 2008).

2.3 Differenzierung verschiedener Gesundheits- und Pflegeberufe

An der Behandlung von Demenzkranken sind in Institutionen meist viele Professionen beteiligt. Neben Ärzten verschiedener Fachrichtungen einschließlich Palliativmedizinern sind auch Psychologen, Theologen, Gesundheits- und Pflegeberufe, Ökotrophologen und Diätassistenten engagiert. Multidisziplinäre Teams bilden eine zentrale Arbeitswirklichkeit ab in Krankenhäusern, Pflegeeinrichtungen, Reha-Einrichtungen und ambulanten Versorgungseinrichtungen. Ein gutes Management und eine funktionierende Kommunikation über die einzelnen Fachrichtungen hinaus, bilden die Grundlagen für die Qualität der Behandlung. In Krankenhäusern und Reha-Einrichtungen wird von den leitenden Ärzten das Management der Nahrungsaufnahme strukturiert. In Pflegeheimen übernimmt die Pflegedienstleitung die Koordination der an der Demenzbehandlung und Pflege beteiligten Berufsgruppen (Behrens & Langer, 2010; Chang & Roberts, 2008;

Deuschl, G, Maier, W. et al., 2016; Deutsche Gesellschaft für Psychiatrie und Psychotherapie, Psychosomatik und Nervenheilkunde (DGPPN), Deutsche Gesellschaft für Neurologie (DGN)., 2016; Easterling & Robbins, 2008).

2.4 Palliative Aspekte in der Logopädie

In jüngerer Zeit ist das geriatrische Arbeitsfeld in der Sprachtherapie mehr in den Fokus der Aufmerksamkeit gerückt (Corsten et al., 2017; Grewe & Huber, 2012; Huser & Bruggisser, 2017). Dies entspricht den Erfordernissen des Gesundheitswesens wie in den vorangegangenen Kapiteln (Kap.) beschrieben wurde (Deutsche Krebsgesellschaft, Deutsche Krebshilfe, AWMF [Leitlinienprogramm Onkologie], 2015). Der Paradigmenwechsel von der kurativen und rehabilitativen Therapie zu einer symptomlindernden Therapie erfolgt auch in der Auseinandersetzung mit palliativen Versorgungsformen (Winterholler, 2015). Palliativ geprägte medizinische Phasen beschreiben einen fließenden Übergang von der rehabilitativen zur symptomlindernden und lebensqualitätsunterstützenden Behandlung (Freudricht, Sommer & Tisch, 2014). Die Integration der Logopädie in multidisziplinäre Teams stellt somit ein Ziel für die Zukunft dar (Enste, 2018).

3 Aktueller Forschungsstand

Aus dem theoretischen Verständnis wurde deutlich, welche Störungsbilder behandelt werden und wie diese zu verstehen sind. Die Gesundheitsberufe entwickeln sich in ihren Fachrichtungen immer weiter und spezialisieren sich. Das hat zur Folge, dass mehr spezifisches Fachwissen und Personalkompetenz entsteht. Im folgenden Abschnitt soll besonders die Sprachtherapie, bezogen auf die Störungen der Alzheimer-Krankheit und der Dysphagie, genauer vorgestellt werden.

3.1 Oropharyngeale Dysphagie bei älteren Menschen

Dysphagie im Alter tritt nicht nur nach Schlaganfällen, Schädel-Hirn-Traumata, Morbus Parkinson und Hirntumoren auf. Presbyphagie und Sarkophrenie, funktionelle, strukturelle und physiologische Veränderungen im Alter, die Zunahme von mehreren gleichzeitigen Krankheiten (Multimorbidität) und die chronischen Verläufe haben ihren Anteil an der Ausbildung einer Dysphagie (Corsten et al., 2017; Graf, Dziewas, Warnecke, Pluschinski & Wirth, 2017). Man versteht unter oropharyngeale Dysphagie eine lokale Eingrenzung der Schluckstörung unter Ausschluss der ösophagealen Dysphagie. Zudem wird bei Demenz auch der Begriff neurogene Dysphagie verwendet als Bezeichnung der Ursache der Störung. Schluckstörungen treten bei Menschen, die älter als 65 Jahre sind, mit 7-22 % auf. Bei älteren Menschen, die in Pflegeheimen leben, steigt die Zahl dramatisch an auf 40-50 % (Easterling & Robbins, 2008). Viele Untersuchungen an älteren Menschen mit Dysphagie wurden durchgeführt, weil mit zunehmendem Alter Schluckstörungen gehäuft auftreten und Aspirationsgefahr wahrscheinlicher wird (Corsten et al., 2017; Logemann et al., 2008; Robbins et al., 2008). Somit steigt die Gefahr an einer Dysphagie zu erkranken, weil die körperlichen und sozialen Ressourcen kleiner werden oder bereits aufgebraucht sind. Es sind kompensative Verfahren und adaptive Verfahren aus der FDT-Therapie von Bartolome (2014), die eingesetzt werden und auch schon bei Logemann et al. (2008) und Robbins et al. (2008) zur Vermeidung von Aspirationspneumonie beschrieben wurden.

3.2 Oropharyngeale Dysphagie bei Demenz

Grundsätzlich gibt es viele verschiedene Demenzformen, bei denen Schluckschwierigkeiten auftreten können. Oft ist der Schweregrad der kognitiven Beeinträchtigung ein wesentlicher Grund für die Ausprägung der Schluckstörung (Wirth et al., 2015). Die Alzheimer-Krankheit und die vaskuläre Demenz sowie die Mischformen stellen die größte Gruppe dar und bilden ca. 90 % aller Menschen mit Demenz ab. Bei kognitiv bedingter Dysphagie (Heidler, 2009) wird davon ausgegangen, dass die Kontrolle und Beobachtung der Nahrungsaufnahme einschließlich des Schluckaktes gestört sind. Da die Aufmerksamkeit für die Nahrung und das Verfolgen der Nahrungsaufnahme nicht mehr bewusst gesteuert werden kann, kommt es zu sehr verschiedenen Ausprägungen von Verhaltens- und Schluckstörungen. Die klassische Schlucktherapie (Funktionelle Dysphagie Therapie, FDT) mit dem restituierenden Ansatz, die eine bewusste Kontrolle der am Schlucken beteiligten Muskel zum Ziel hat, stößt hier an ihre Grenzen. Kompensative und adaptive Maßnahmen zeigen bei demenzbedingten Schluckbeschwerden bessere Wirkung (Corsten et al., 2017).

3.3 Oropharyngeale Dysphagie bei Alzheimer-Demenz

Schluckstörungen bei Alzheimer-Krankheit weisen typische Muster auf. Sie unterscheiden sich von anderen Demenzformen. Während Patienten mit leichten Beeinträchtigungen kleine Verzögerungen wegen kortikaler Störungen aufweisen, verlangsamt sich der orale Transit bei schwereren Formen (Keller, 2012). Bei mittelschwerer und schwerer Alzheimer-Krankheit zeigte sich in einer Studie von Horner, Alberts, Dawson & Cook, (1994), dass 28,6 % eine Aspiration aufwiesen und von 25 Probanden 0 % ohne Schluckstörung beobachtet wurden. Bei vaskulärer Demenz wiederum fällt die Bolusformung schwer und die Hyoidexkursion ist reduziert (Wirth et al., 2015).

4 Zielsetzung der Arbeit

Ziel der Arbeit ist es, die relevante Literatur anhand einer Datenbankrecherche aus aktuellen Quellen der letzten 10 Jahre aufzufinden, zu analysieren und im Bezug zur Fragestellung zu diskutieren. Damit wird der Leser thematisch auf einen aktuellen Stand der evidenz-basierten Forschung gebracht. Diese liefert zuverlässiges Wissen aus klinischen Studien.

4.1 Fragestellung

Die vorliegende Arbeit beschäftigt sich mit der Frage, inwieweit schlucktherapeutische Interventionen Menschen helfen können, die an Alzheimer-Krankheit und Dysphagie erkrankt sind. Wie in den vorangegangenen Kapiteln beschrieben, liegt das gesundheitliche Risiko bei diesem gemeinsamen Auftreten der Störungen besonders hoch. Die Fragestellung zur dem systematischen Review lautet: Kann durch eine Essbegleitung eine Reduktion der Einschränkung des Schluckens bei Menschen mit Alzheimer-Demenz und oropharyngealer Dysphagie nachgewiesen werden?

4.2 PICO-Schema

Das PICO-Schema (Perleth, 1999) dient dem Formulieren relevanter Fragen zur Suche nach Evidenz oder zum Aufstellen eine Forschungsfrage (Beushausen & Grötzbach,

2011). In dieser Arbeit wird die Vergleichsintervention nicht verwendet. Das PICO-Schema wird genutzt, um systematisch nach Evidenz zu recherchieren.

Tabelle 1: Darstellung PICO-Schema zur Fragestellung (Perleth, 1999)

Patient/ Problem	Intervention	Comparison (Vergleich)	Outcome (Ergebnis)
Oropharyngeale Dysphagie bei Alzheimer-Demenz	Essbegleitung	---	Reduktion der Einschränkung des Schluckens

5 Methode

Unter einem systematischen Review versteht man ein methodisch geplantes Vorgehen bei der Suche nach Evidenz zu einer gegebenen Fragestellung. Ausgehend von einer spezifischen Fragestellung werden durch eine Datenbankrecherche systematisch Forschungsergebnisse zusammengetragen und in einer Übersicht dargestellt. Für die Medizin hat Cochrane Deutschland internationale Standards für die Qualität von Übersichtsarbeiten aus dem Bereich Gesundheit in Versorgung und Politik aufgestellt. Das Handbook for Systematic Reviews of Interventions (Higgins & Green, 2011) soll für diese Arbeit als Orientierung dienen.

5.1 Vorgehensweise und Literaturrecherche

Anhand der Fragestellung (siehe Kap. 4.1) wurde das PICO-Schema (Perleth, 1999) in Tabelle 1 (Tab.) aufgestellt. In gleicher Systematik zeigt Tab. 2 die Einschlusskriterien für die Recherche. Wie in Tab. 1 wird auch in Tab. 2 die Vergleichsintervention Comparison ausgelassen, weil es hier nicht um einen Vergleich zweier Methoden geht.
In der Literatursuche wurden Suchbegriffe auch nach dem PICO-Schema eingegeben und ausschließlich englische Begriffe verwendet wie in Tab. 3 ausgeführt, weil unter den deutschen Begriffen keine relevanten Suchergebnisse zu finden waren.
Die Literaturrecherche wurde im Zeitraum von 1. Februar bis 17. Februar 2018 in der Staatsbibliothek der Universität Hamburg vorgenommen. Es wurden die Onlinedatenbanken PubMed, Cochrane Central, Cinahl und ZB MED/ LIVIVO für die Recherche

ausgewählt. Dafür wurden die Suchbegriffe der Tab. 5 im Anhang verwendet. Eine gekürzte Übersicht bietet die Tab. 3 mit den verwendeten Suchbegriffen.

Tabelle 2: Einschlusskriterien

	Patienten	Intervention	Outcome
Einschluss-Kriterium	Patienten mit Dysphagie, Alzheimer-Demenz, ≥65 Jahre, 10 Jahre	Intervention	Reduktion der Einschränkung des Schluckens

Tabelle 3: Suchbegriffe

	Patienten	Intervention	Outcome
Suchbegriffe	Alzheimer's Disease Dysphagia (ZB MED zusätzlich: swallowing disorder, deglutition)	Intervention therapy feeding methods food eating	Improvement, measure, swallowing function, ability, treatment, outcome, treatment outcome, swallowing capacity ability, swallowing function, deglutition, manipulation, oral transit, bolus formation, impairment, mastication, swallowing function, aspiration, pneumonia, nutritional status, refusal, mortality, prädictor

Tabelle 4: Suchverlauf in den Onlinedatenbänken

Datenbanken	Ergebnisse mit Suchsyntax	Ergebnisse nach Filtern und Handauslese	Eingeschlossene Studien nach Abstrakt-Einsicht
PubMed	253	14	4
Cochrane Central	52	4	1
Cinahl	45	9	0
ZB MED/ LIVIVO	98	13	1
Summe:	**448**	**40**	**6**

Da es bei der ersten orientierenden Suche wenig Treffer für alle drei Spalten Patient/ Intervention /Outcome gab, wurde die Suche mit den Suchbegriffen auf die erste und zweite Spalte (Patienten/ Intervention) in Tab. 3 reduziert. In allen vier Datenbanken konnte mit dem Booleschen Operator (Boole, 2009) „AND" gearbeitet werden, um so die Suchbegriffe miteinander zu verknüpfen. Im Anhang in Tabelle 5 wird die relevante Suchsyntax für jede Datenbank dargestellt. Medical Subject Headings (MeSH) ist ein Thesaurus medizinischer Begriffe, der von vielen Datenbanken und Bibliotheken verwendet wird, um medizinische Informationen zu indexieren und zu klassifizieren. Dadurch wird die Eingabe von Suchbegriffen erleichtert und automatisiert. MeSH's und ähnliche Verfahren werden in allen größeren Datenbanken eingesetzt. Bei der Suche wurden Filter eingesetzt, um die große Menge von Studien zu begrenzen und es wurde eine Handauslese angewandt, um Überschriften auf Relevanz zu prüfen.

Ausschlusskriterien bei der formalen Suche waren: systematische Reviews, Meta-Analysen, alle Sprachen außer Englisch und Deutsch, Patienten ≤65 Jahre, nicht-akademische Journals. Ausschlüsse bei den Erkrankungen waren: oropharyngeale Dysphagie bei Head Neck Cancer, ösophageale Dysphagie, primäre Presbyphagie, alle Demenzformen außer Alzheimer-Demenz, komatöse Patienten, Menschen mit Schädel-Hirn-Trauma, Epilepsie, Schlaganfall/ Insult, Morbus Parkinson, Chorea Huntington.

5.2 Auswahl der Studien

Für die Datenbank PubMed/ Medline, die zum größeren Teil amerikanische Literatur enthält, wurde mit den Spalten für „Patient" und „Intervention" recherchiert (Tab. 3). Es wurden die Filter „Clinical Trials" und „zehn Jahre" angewandt. Danach wurde eine Handauslese (siehe Ausschlusskriterien) und das Lesen des Abstracts durchgeführt. Dies ergab neun Treffer mit fünf Doppelungen, sodass vier relevante Studien für die Auswertung zur Verfügung standen (Tab. 8).

Für die Datenbank Cochrane Central als internationales Register für kontrollierte Studien wurde auch mit den Spalten für „Patient" und „Intervention" gearbeitet (Tab. 3). Genauso wurde der Filter „Clinical Trials" angewandt. Danach fand eine Stichwortsuche im Titel statt. Es wurde eine Handauslese (siehe Ausschusskriterien) und das Lesen der Abstracts angewandt. Es fanden sich vier Treffer, von denen zwei Artikel Doppelungen waren, sodass zwei relevante Studien zu genauerer Auswertung übrigblieben (Tab. 9).

Für die Datenbank Cinahl, die eine Datenbank der Pflegewissenschaften repräsentiert, wurde mit den Spalten für „Patient" und „Intervention" recherchiert (Tab. 3). Es wurde mit den Filtern „Clinical Trials" und „zehn Jahre" selektiert. Es fand eine Selektion mit den Stichwörtern im Titel statt. Danach wurde eine Handauslese (siehe Ausschusskriterien) und das Lesen des Abstrakts durchgeführt. Es fanden sich vier Treffer mit zwei Doppelungen, sodass sich zwei relevante Studien zur genaueren Auswertung ergaben (Tab. 10).

Für die Datenbank ZB MED/ LIVIVO, die auch die deutschsprachige Literatur abbildet, wurde mit den Spalten für „Patient" (mit Zusatz) und „Intervention" gearbeitet (Tab. 3). Es wurden die Filter „Medicine" und „Artikel" angewandt und nach Stichwörtern im Titel selektiert. Danach fand eine Handauslese statt (siehe Ausschusskriterien) und es wurden die Abstracts gelesen. Es fanden sich acht Treffer, von denen sechs Studien Doppelungen waren, sodass sich zwei relevante Studien zur genaueren Auswertung ergaben (Tab. 11).

Die Datenbank EMBASE war zum Zeitpunkt der Recherche an der Hochschule nicht zugänglich. Zudem hat DIMDI den freien Zugang zu EMBASE aufgehoben. Auch verfügt die Universität Hamburg über keine Lizenz. Somit kann der europäische Teil nur teilweise über Medline und Cochrane Central abgebildet werden.

Andere Datenbanken für klinische Studien brachten keine Ergebnisse für die angeführten Suchbegriffe (Tab. 3): International Register Clinical Trials, Clinical Trials (NLM), Current Controlled Trials, EU Clinical Trials Register, Deutsches Register klinischer Studien, ScienceDirect.

Aus allen vier Datenbanken wurden zehn Studien mit vier Doppelungen zusammengefasst, sodass zum Schluss Sechs Studien für die Inklusion in diese Übersicht aufgenommen wurden. Die genauen Zahlen können im Anhang in den Tab. 8-11 eingesehen werden. Tab. 4 gibt den Suchverlauf vereinfacht in drei Schritten wieder und fasst die vier angewendeten Datenbanken (PubMed, Cochrane Central, Cinahl, ZB MED) zusammen. Dabei wird deutlich, dass von 448 Studien im ersten Suchvorgang 1,3 % (6 Studien) in die Übersichtsarbeit einfließen (Tab. 4).

5.3 Qualitative Studienbewertung

Zweck der Recherche war es, qualitativ hochwertige klinische Studien zu erhalten und aus den Ergebnissen Rückschlüsse für den therapeutischen Alltag ziehen zu können. Die Studienbewertung erfolgte in zwei Schritten. Zunächst wurde, wie im Anhang angeführt, die Bewertung der eingeschlossenen Studien mit der Consort-Checkliste (Schulz, Altman & Moher, 2010) auf ihre Qualität geprüft (Tab. 12, Tab. 14-19). Danach wurde die qualitative Bewertung der Studien vorgenommen. Das Evidenzlevel wurde nach dem „Oxford Centre for Evidence-Based Medicine – Level of Evidence" eingeteilt und in Tabelle 6 abgebildet (Centre for Evidence-Based Medicine, 2009; Haring & Siegmüller, 2018a; Haring, 2018; Kraus, 2018). Dies entspricht in etwa den Stufen, die auch von (Scherfer, 2001) vorgeschlagen wurden. Studien können auch in empirisch, beobachtend, qualitativ und quantitativ unterschieden werden, wie Tabelle 13 zeigt (Borgetto, Spitzer & Pfingsten, 2016). Hier weicht der Evidenzgrad gegenüber leicht von den zuvor beschriebenen Autoren ab. In der Einteilung nach Borgetto beziffert sich der Mittelwert auf 3,3 und der Median auf 3,5 (Tab. 13).

5.4 Evidenz

Zur Bewertung der eingeschlossenen Studien auf ihren Evidenzlevel wurde die Einteilung in fünf Stufen (Beushausen, 2005; Centre for Evidence-Based Medicine, 2009; Gießen, 2012; Scherfer, 2001) vollzogen. An oberer Stelle (Stufe 1) stehen die randomisierten kontrollierten Studien (RCT), gefolgt von pseudorandomisierten und nicht randomisierten Studien (Stufe 2). Auf der dritten Stufe stehen die Kohortenstudien und die Fallkontroll-Studien. Danach folgen auf Stufe vier die Studien im Vorher-Nachher-Designs ohne Kontrollgruppe und auf der letzten, das heißt fünften Stufe stehen die deskriptiven Studien, Berichte und Expertenmeinungen (Beushausen, 2014). In wissenschaftlichen Studien der Logopädie wird meist Evidenzlevel Stufe vier bis fünf erreicht. Das Prisma-Statement (Ziegler, Antes & König, 2010) stellt eine Checkliste bereit, die systematische Reviews und Meta-Analysen qualitativ einordnen hilft. In der Tab. 6 wird deutlich, dass die Evidenzlevel der inkludierten Studien zwischen Level zwei bis vier liegen. Somit wird das CONSORT-Statement für RCT's zur Bewertung für diese Arbeit ausgewählt, um alle Evidenzlevel in ein Schema einbeziehen zu können (Beushausen, 2005; Schulz et al., 2010). Eine Übersicht der Evidenzlevel von Scherfer (2001) findet sich in Tabelle 7. Der durchschnittliche Evidenzlevel von sechs Studien beträgt 3,2 (Tab. 13).

Tabelle 7: Evidenzlevel nach Scherfer 2001

Evidenzlevel	Studiendesign
1	Randomisierte kontrollierte Studien
2	Kontrollierte Studien mit Pseudo-Randomisierung
	Kontrollierte Studien ohne Randomisierung
3	Fall-Kontrollstudien, Kohortenstudien
4	Vorher-Nachher-Studien ohne Kontrollgruppen, Fallanalysen
5	Fallstudien, Expertenmeinungen

6 Ergebnis

Nach der Vorstellung der Fragestellung dieser Übersichtsarbeit und der Darlegung der Methoden mit Recherche und Selektion der Studien, erfolgt die genaue Analyse dieser. Dafür bedarf es bestimmter Methoden und Vorgehensweisen.

6.1 Vorstellung der eingeschlossenen Studien

Die nun vorgestellten sechs Studien, die bei der Recherche und Selektion ausgewählt wurden, werden anhand von spezifischen Kriterien analysiert und die Ergebnisse zusammengetragen. Mit der Checkliste zur Studienbewertung nach CONSORT-Statement in Anlehnung an Leonhart, R. & Voigt-Radloff, S. (2007) wurden alle Studien taxiert. Die Evidenzlevel wurden aus den angeführten Schemata zugeordnet (Beushausen, 2005; Centre for Evidence-Based Medicine, 2009).

6.2 Ergebnisse der Studienbewertung

Alle nun folgenden Resultate sind geordnet beginnend mit der Überschrift, gefolgt von Design, Standards der Studienkriterien, Evidenzbewertung, Zusammenfassung, Ziele, Methoden, Ergebnisse und Diskussion. Damit wird es dem Leser erleichtert, die Informationen einzuordnen und zu vergleichen. Für einen Überblick sind in Tab. 6 alle Studien übersichtlich zusammengetragen.

6.2.1 Studie 1 Bautmans

Die Studie von Bautmans, Demarteau, Cruts, Lemper und Mets (2008) lautet im Titel: Dysphagia in elderly nursing home residents with servere cognitive impairment can be attenuated by cerveral spine mobilization.

Die angeführte Studie wird als randomisierte kontrollierte Studie im Cross-Over Design bezeichnet und wurde in mehreren Altenpflegeheimen in Brüssel, Belgien durchgeführt. Eine nicht-repräsentative Gruppe von 16 Pflegeheimbewohnern wird aus einer einzigen Einrichtung untersucht. Zur Feststellung der Studienkriterien wurde die Checkliste nach CONSORT-Statement verwendet (Leonhart & Voigt-Radloff, 2007; Schuetz, Tackmann, Hamm & Dewey, 2010) und zur Bestimmung des Evidenzlevel werden die angeführten Schemata eingesetzt (Beushausen, 2005; Centre for Evidence-Based Medicine, 2009; Haring, 2018). Die Evidenz kann dem Level 2 zugeordnet werden (Tab. 6, 13).

Nach einer strukturierten Zusammenfassung in Ziele, Methoden, Ergebnisse und Fazit wurden die Ziele der Studie dargelegt: Ist eine Halswirbelsäulenmobilisation bei älteren Pflegeheimbewohnern im Alter von 77-98 Jahren, die an Alzheimer-Krankheit, HWS-Dyskinese und Dysphagie leiden, möglich und führt dies zu einer Verbesserung der Schluckstörung?

Eingeschlossen wurden alle schweren Alzheimer-Kranken eines Pflegeheims, die eine Dyskinese der Halswirbelsäule (HWS) und Dysphagie aufwiesen und ≥ 65 Jahre alt waren. Ausschlüsse galten weiteren neurologischen Befunden oder akuten Krankheiten. Zum Schluss wurden 16 Bewohner von 451 in die Studie inkludiert. Die lokale Ethikkommission genehmigte die Studie.

Die Methoden bestanden in randomisierter Zuteilung in zwei Gruppen, dem Studienverlauf folgend von der Intervention zur Wartezeit und zur Kontrollgruppenzeit. Die zweite Gruppe verfuhr in umgekehrter Reihenfolge, sodass jede Gruppe ihre eigene Kontrollgruppe darstellte. Die Intervention bestand aus einer sanften passiven Halswirbelsäulenmobilisation durch geschulte Therapeuten (N= 5). Die Behandler waren mit den Patienten vertraut, die Bewerter waren unabhängig. Es fanden keine Interferenzen mit anderen Behandlungen statt. Nach der Baseline erfolgte zunächst die Intervention. Danach wurden eine Woche lang weitere drei Sitzungen Intervention durchgeführt. Jede Behandlung dauerte 20 Minuten. Dann erfolgte eine Wartezeit (Washout). Daran schloss sich die Kontrollgruppenzeit an, die aus geselliger Unterhaltung bestand. In der zweiten Gruppe wurde die Reihenfolge von Intervention und Kontrollgruppe umgedreht, sodass immer eine Interventionsgruppe und eine Kontrollgruppe gleichzeitig stattfand. Eine Person schied wegen Krankheit vor der Intervention aus, sodass an der Studie 15 Personen teilnahmen (Gruppe 1: N= 8, Gruppe 2: N= 7).

Die Ergebnisse werden zusammengefasst. Das erste Ziel bestand aus der Machbarkeit der Studie (Zeiterfassung, Komplikationen, Verweigerung). Dies kann bejaht werden. 90 % der Behandlungen konnten durchgeführt werden. Ab der zweiten Sitzung wurden fünf Behandlungen nicht ausgewertet wegen mangelnder Compliance oder Krankheit. Die erste Mobilisation wurde bei allen Patienten angewendet und ausgewertet. Die Dysphagie bestand in beiden Gruppen gleichmäßig in der Baseline. Das zweite Ziel der Studie bestand in der Auswirkung der Intervention auf die Schluckstörung. Die Schluckstörungen verbesserten sich signifikant nach der ersten Sitzung mit cervikaler Mobilisation im Vergleich zur Kontrollgruppe. Nach einer Woche blieb die Dysphagie gleich verbessert. Sie veränderte sich nicht im Vergleich zur Kontrollgruppe. Dies kann damit zusammenhängen, dass nach der ersten Intervention fünf Behandlungen nicht gewertet werden konnten. Zu erwarten war eine weitere Verbesserung der Schluckschwierigkeiten nach weiteren drei Sitzungen.

Die Diskussion zeigt, dass bei Alzheimer-Krankheit eine allgemeine Steifheit der Motorik zu beobachten ist, die sich bei Patienten mit Schluckschwierigkeiten negativ auswirkt. Durch eine Mobilisation der Halswirbelsäule kann die Schluckmenge verbessert werden. In weiteren Untersuchungen wäre zu prüfen, inwieweit auch das Ess- und Trinkverhalten von der Mobilisation profitieren könnte. Es wurde nicht überprüft, ob sich die Mobilisation auf die Haltung und die Körperform ausgewirkt hat.

Einschränkungen können angeführt werden, da die Studie durch die kleine Fallzahl, die örtliche Gebundenheit zu einer Stadt und die kurze Interventionsdauer nicht repräsentativ ist. Somit hat die Studie keinen Anspruch auf Generalisierung der Ergebnisse. Die Schaden-Nutzen-Balance war gegeben.

6.2.2 Studie 2 Chen

Die Studie von Chen et al. (2016) lautet: Effects of a feeding intervention in patients with Alzheimer's disease and dysphagia.

Diese Studie kann als prospektive Kohortenstudie mit Vorher-Nachher-Design bezeichnet werden. Es wurde eine nicht-repräsentative kleine Gruppe aus einer einzigen Einrichtung in Fuzhou, China untersucht. Zur Feststellung der Studienkriterien wurde die Checkliste nach CONSORT-Statement verwendet (Leonhart & Voigt-Radloff, 2007; Schuetz et al., 2010) und zur Bestimmung des Evidenzlevel werden die angeführten Schemata eingesetzt (Beushausen, 2005; Centre for Evidence-Based Medicine, 2009; Haring, 2018). Die Evidenz kann dem Level 4 zugeordnet werden (Tab. 6, 13).

Die Interventionsstudie untersuchte 30 hochbetagte Heimbewohner mit Alzheimer-Demenz und Dysphagie. Ziel der Untersuchung war es, den Nachweis zu erbringen, ob ein umfangreiches Essinterventionsprogramm das Essverhalten und die Nahrungsaufnahme der Risikogruppe verbessern kann. Die Studie wurde ausführlich und genau zusammengefasst. Sie besteht aus dem Hintergrund, dem Design, den Zielen, der Methode, den Ergebnissen und der Zusammenfassung. Es erfolgte die Darstellung des theoretischen Hintergrundes und eine fundierte Begründung der Studie. Die Patientengruppe wurde mit den spezifischen gesundheitlichen Einschränkungen beschrieben und Einschluss- und Ausschlusskriterien dargelegt. Ethische Kriterien entsprachen dem Ethikprotokoll. Danach wurde das dreimonatige Interventionsprogramm ausführlich dargelegt. Die Messverfahren zur Berechnung der Signifikanz bei ordinalen und kategorialen Variablen wurden aufgezeigt.

Als Methodik wurde ein strukturiertes Essinterventionsprogramm bestehend aus der Vorbereitung der Essbegleitung und der Intervention als Durchführung ausgewählt. Die in die Studie eingebrachten Assessments zur Messung der Signifikanz im Vorher-Nachher-Vergleich bestanden aus Wasserschlucktest, Ernährungsindikatoren, Nahrungsaufnahme, Essverhalten und kognitive Funktionsprüfung. Die Resultate erbrachten signifikante Verbesserungen in fünf Tests durch die Interventionen. Es erhöhte sich die Nahrungsaufnahme, es verbesserten sich der Wasserschlucktests, es steigerte sich das Essverhalten und die Compliance. Es stieg der Oberarmumfang an, der Hautfaltentest verbesserte sich und der Ernährungszustand im Bluttest wies bessere Werte auf.

Die hochsignifikanten Ergebnisse (p. 0,001) zeigen, dass das kompetente Essinterventionsprogramm geeignet ist, Patienten zu helfen und Pflegekräfte zu unterstützen. Das Pflegepersonal bekommt effektive Methoden zur Unterstützung und Handhabung der Essbegleitung von Patienten mit Alzheimer-Demenz und Dysphagie an die Hand, sodass die investierte Zeit maximal genutzt werden kann. Der Patient bekommt mehr Selbständigkeit, weniger Schwierigkeiten beim Essen, weniger gesundheitliche Probleme und mehr Lebensqualität bei der Nahrungsaufnahme.

Die Diskussion lenkt den Blick auf die Zusammenhänge der einzelnen Parameter Schlucken, Essverhalten, kognitiver Status, Nahrungsaufnahme, Ernährungszustand und psychosoziale Verfassung. Die Verschlechterung des Schluckens verlangsamt die Essbegleitung bei AD. Die Essbegleitung kann den Ernährungszustand verbessern und die Compliance. Die psychologische Betreuung verringert Depressionen und trägt somit auch zur Verbesserung der Compliance bei. Definierte Pläne zur Essintervention helfen auch den Pflegekräften. Diese sind weniger hilflos und unsicher im Umgang mit Alzheimer-Kranken. Somit können Konflikte im Umgang mit den Patienten und in der Intervention reduziert werden. Die End-of-life Pflege verbessert sich ebenso durch die Planbarkeit der Essbegleitung und der Interventionen. Dieses kann, gemeinsam betrachtet, die Lebensqualität der Patienten erhöhen. Einschränkungen ergeben sich durch die kleine Stichprobe, die kurze Dauer des Studienrahmens und die Rekrutierung der Probanden aus nur einer Einrichtung. Aber es zeigt sich, dass diese Studie als Anhaltspunkt für weitere, genauere und umfangreichere Studien angesehen werden kann. Die Ergebnisse sind jedoch nicht repräsentativ und nicht generalisierbar.

6.2.3 Studie 3 Sato

Die Studie von Sato et al. (2014) lautet: "Detecting signs of dysphagia in patients with Alzheimer's disease with oral feeding on daily life". Sie kann als prospektive Kohortenstudie bezeichnet werden und wurde am Tokyo Metropolitan Geriatric Institut of Gerontology, Tokyo, Japan durchgeführt. Sie bewertet Zustände einer nicht repräsentativen Gruppe mit mehreren gemeinsamen Eigenschaften. Sie will Eigenschaften der Zielgruppe genau analysieren und spezifische Merkmale anhand von mehreren Tests untersuchen. Es gibt quantitative und qualitative Bewertungen mit Signifikanzauswertung und Strukturen, die untersucht werden. Innerhalb der Gruppe werden Teilgruppen miteinander verglichen. Zur Feststellung der Studienkriterien wurde die Checkliste nach CONSORT-Statement verwendet (Leonhart & Voigt-Radloff, 2007; Schuetz et al., 2010) und zur Bestimmung des Evidenzlevels werden die angeführten Schemata eingesetzt (Beushausen, 2005; Centre for Evidence-Based Medicine, 2009; Haring, 2018). Die Evidenz kann dem Level 3 zugeordnet werden (Tab. 6, 13).
In dieser Studie wird die orale Nahrungsaufnahme bei Demenz vom Alzheimertyp untersucht und in den Zusammenhang mit Dysphagie gestellt. Dabei wird zunächst in der Zusammenfassung ein geordneter Überblick über alle relevanten Merkmale gegeben. Nach dem theoretischen Hintergrund folgt die Formulierung der genauen Fragestellung, das heißt die Beschreibung des Zwecks der Untersuchung: Wie kann Dysphagie bei AD im Alltag erkannt werden? Dazu wird eine umfangreiche Untersuchung und Befragung mit Merkmalen bei 155 dysphagischer Menschen mit Alzheimer-Krankheit in Krankenhäusern, Altenheimen und Wohngruppen Tokyos durchgeführt. Zur Befragung gehören sieben Faktoren: Schluckfunktion, oraler Status (Residuen der Zähne, Kieferkontakt), orale Funktionen (Lippenfunktion, Zungenfunktion, Spülen, Gurgeln), Basisinformation und Vitalwerte (Alter, Geschlecht, Barthel-Index [BI], Vital-Index [VI]), kognitive und neurologische Bewertungen (Minimental State Examination [MMSE], Clinical Dementia Rating [CDR], Extremitätenkontraktion), Ernährungsstatus (Serum Albumin, Body Mass Index [BMI]), und ernährungsbezogene Bewertung der Nahrungsmittelaufnahme

(Speichern von Nahrung im Mund, Überfüllen des Mundes mit Nahrung, Appetit, Kalorienaufnahme).

Die Methodik erfolgte durch Untersuchungen und Befragungen von einem Neurologen, einem Zahnarzt und durch Krankenschwestern und Pflegepersonal. Die Einschluss- und Ausschlusskriterien wurden dargelegt. Hier gab es keine Einschränkungen. Die Interventionen wurden detailreich beschrieben. Bei der Auswertung wurden alle Untersuchungselemente im Vergleich zu dem Grad der Demenz gesetzt und Zusammenhänge statistisch ermittelt. Die Resultate liefern Ergebnisse mit präventivem und diagnostischem Charakter: Es wurde das Erkennen von Anzeichen einer Dysphagie bei Menschen mit Alzheimer-Krankheit (AD) festgestellt. Nicht alle Menschen mit AD haben Schluckstörungen, jedoch entwickeln viele Patienten mit AD im Verlauf der Erkrankung eine Dysphagie. Eine geeignete Untersuchung des Schluckens bei AD stellt die tägliche Beobachtung dar. Da Schluckstörungen bei Menschen mit Demenz sehr variieren, auch in unterschiedlichen Betrachtungszeiträumen (Tageszeit, verschiedenen Tagen, Wochen, Monaten), kann die apparative Diagnostik und das Schluck-Screening nur eine Lösung unter anderen Instrumenten darstellen (siehe Kap. 2.1, 3.2, 3.3). Sato et al. (2014) führt als erster eine Studie durch, die orale Funktionen bei Alzheimer-Krankheit untersucht. Schwere AD steht in einem signifikanten Zusammenhang mit folgenden 13 Faktoren: Alter, MMSE, BI, VI, BMI, Dysphagie, Kieferschluss, Zungenfunktion, Spülfähigkeit, Gurgelfähigkeit, Kontraktion der Extremitäten, Speichern von Nahrung im oralen Raum und das Überfüllen des Mundes mit Nahrung. 41 % der Patienten mit schweren AD wiesen eine Dysphagie auf.

Bei dem Zusammenhang von Dysphagie und den untersuchten Elementen wurde die logische Regressionsanalyse angewandt. Sato stellt fest, dass hier fünf Faktoren wie Kieferschluss, Zungenfunktion, Spülen, Gurgeln, Extremitätenkontraktion in Zusammenhang zu Dysphagie stehen und Einschränkungen darstellen. Den Mund mit Nahrung zu überfüllen und das Speichern von Nahrung im Mundraum gehören nicht dazu.

Die Spülfähigkeit des oralen Raums kommt in diesem Zusammenhang mit Dysphagie bei AD eine besondere Bedeutung zu (logische Regressionsanalyse). Da die kognitiven Abbauvorgänge schon einsetzen, bevor die Dysphagie auftritt, kann die Beurteilung des Spülens zur Früherkennung von Schluckstörungen dienen.

Spülen des Mundes setzt voraus, dass das Handhaben von Flüssigkeiten und anderen Nahrungsgegenständen, pharyngeale Funktionen, oraler Druck und Kontrolle des Bolus beim Transportieren und bei der Speichelkontrolle vorhanden sind. Die Alzheimer-Krankheit bringt Schwierigkeiten der präoralen und oralen Phase mit sich. Die orale Koordination und das Auftreten von oraler Apraxie werden beschrieben. Offenbar stellt das orale Spülen eine Schlüsselfunktion oraler Fähigkeiten dar.

In der Diskussion der Ergebnisse wird deutlich, dass mehrere Zusammenhänge von oralen Funktionen bei AD und einer Dysphagie bestehen. Jedoch wird der Zahnstatus kontrovers diskutiert und weitere Studien sind erforderlich, um einen Zusammenhang zwischen Dysphagie und den verbleibenden Zähnen zu untersuchen. Auch die Speicherung und das Problem beim Anfüllen des oralen Raumes mit Nahrung steigt signifikant mit der Schwere der Demenz. Der Appetit, die Kalorienzufuhr und die Lippenfunktion wiesen nicht-signifikante Zusammenhänge mit Dysphagie auf. Einschränkungen in der Umfrage werden angegeben bei der Untersuchung der Patienten mit schwerer Alzheimer-Krankheit. Hier wurde festgestellt, dass die Patienten teilweise schwer zu verstehen waren. Dadurch konnten manche Tests nicht abgeschlossen werden. Dies führte zu einer Einschränkung der Untersuchung.

6.2.4 Studie 4 Suh

Die Studie von Suh, Kim und Na (2009) hat den Titel: Dysphagia in patients with dementia. Alzheimer versus vascular.

Die angeführte Studie kann als Kohortenstudie bezeichnet werden und wurde an der Yonsei University, College of Medicine in Seoul, Korea durchgeführt. Sie stellt eine retrospektive Studie dar, in der zwei Gruppen durch diagnostische Untersuchungen gegenübergestellt werden und zählt damit zu den Diagnostikstudien. Es wurde ein standardisierter Referenzstandard verwandt. Das Untersuchungsinstrument Videofluoroskopie (VF) hat den Status des Goldstandards. Das Patientenkollektiv ist nicht repräsentativ und besteht aus 49 Patienten. Die Zusammenfassung enthielt alle wichtigen Bestandteile. Sie bestand aus dem Ziel, der Methode, den Ergebnissen und der Zusammenfassung. Zur Feststellung der Studienkriterien wurde die Checkliste nach CONSORT-Statement verwendet (Leonhart & Voigt-Radloff, 2007; Schuetz et al., 2010) und zur Bestimmung des Evidenzlevel werden die angeführten Schemata eingesetzt (Beushausen, 2005; Centre for Evidence-Based Medicine, 2009; Haring, 2018). Die Evidenz dieser Studie kann dem Level drei zugeordnet werden (Tab. 6, 13). Fragestellung: Kann mit der Studie der einzigartige Charakter des Schluckens bei jeder Demenzgruppe identifiziert werden?

Als Einschlusskriterien gelten Alzheimer-Krankheit oder vaskuläre Demenz. Es wurden keine Begleiterscheinungen akzeptiert. Die Untersuchungen wurden an einem Schulungskrankenhaus in Korea, Seoul, im Zeitraum von 1997-2007 durchgeführt. Zuerst wurden neurologische und neuropsychologische Tests vollzogen, bevor die Videofluoroskopie nach bekannten Standards ausgeführt wurde (Logemann, 1998). Die Probanden wurden in zwei Gruppen eingeteilt: Demenztyp Alzheimer-Krankheit oder Demenztyp vaskuläre Demenz. Diese Gruppen unterschieden sich nicht signifikant in Alter, Bildung und Demenzgrad. Als Untersuchungsmethode diente die videofluoroskopische Untersuchung. Bei dieser wurden drei Gruppen von Auffälligkeiten unterschieden: orale, pharyngeale und laryngeale Symptome. Ziel der Untersuchung war es, den Unterschied der Schlucksymptome beider Demenztypen zu charakterisieren. Bei beiden Untersuchern wurde eine Interreliabilität von 95 % bei 10 % der Patienten festgestellt. Das Statistikprogramm SPSS wertete die Daten aus bezüglich der oralen, pharyngealen und laryngealen Symptome beider Gruppen von Patienten. Von den 49 Probanden wurden 15 Menschen mit Alzheimer-Krankheit und 34 Menschen mit vaskulärer Demenz untersucht. Die Ergebnisse wurden tabellarisch dargestellt. Die beiden Gruppen unterschieden sich signifikant voneinander. Die Alzheimer-Patienten wiesen bei Flüssigkeitsaufnahme einen verzögerten oralen Transit von mehr als fünf Sekunden auf (Jones & Rosenbek, 2010). Es zeigten sich auch pharyngeale Residuen. Dazu wurde ein verzögerter Schluckreflex, eine verminderte Kehlkopfhebung sowie Penetration und bei 13,3 % eine Aspiration festgestellt. Die Menschen mit vaskulärer Demenz zeigten Defizite in der Bolusbildung und Mastikation von halbfesten Lebensmitteln. Sie wiesen eine langsamere Hyoidexkursion und eine reduzierte Epiglottisinversion auf. Ebenso trat signifikant mehr stille Aspiration auf. Während die Alzheimer-Patienten sensorische Beeinträchtigung mit Schädigungen im temporärparietalen Bereich und Störungen in der präoralen und oralen Phase hatten, waren die Patienten mit vaskulärer Demenz von motorischen Störungen aus dem cortikobulbären Bereich beeinträchtigt.

Einschränkungen der Studie ergaben sich durch die Reduktion der Grade der Demenz. Hier wurden ausschließlich moderate Demenzformen in beiden Gruppen untersucht. Bei einem Inkludieren von leichter und schwerer Demenz könnte es in beiden Gruppen zu Veränderungen der Ergebnisse kommen. Außerdem kommen einige der Ergebnisse nur in geringer Häufigkeit vor (oral residue, oral stasis), sodass es zu Verzerrungen in den Aussagen kommen könnte. Auch die geringe Anzahl an Probanden stellt eine Einschränkung dar. Darum sind die Ergebnisse nicht generalisierbar.

6.2.5 Studie 5 Tang

Die Studie von Tang et al. (2017) lautet im Titel: „Therapeutic efficacy of neuromuscular electrical stimulation and electromyographic biofeedback in Alzheimer's disease patients with dysphagia". Die angeführte Studie stellt eine prospektive vergleichende Interventionsstudie dar. Die Untersuchung fand in einem geriatrischen Krankenhaus in Fuzhou,

Province Fujian in China statt. Sie untersucht den therapeutischen Unterschied zwischen einer Schluckfunktionstherapie als Kontrollgruppe und der neuromuskulären Elektrostimulationstherapie (NMES) kombiniert mit einem Eletromyographietraining (EMG) als Interventionsgruppe. Zur Feststellung der Studienkriterien wurde die Checkliste nach CONSORT-Statement verwendet (Leonhart & Voigt-Radloff, 2007; Schuetz et al., 2010) und zur Bestimmung des Evidenzlevel werden die angeführten Schemata eingesetzt (Beushausen, 2005; Centre for Evidence-Based Medicine, 2009; Haring, 2018). Die Evidenz kann dem Level 3 zugeordnet werden (Tab. 6, 13).

Die Zusammenfassung enthielt alle wichtigen Bestandteile. Sie bestand aus der Einleitung, den Zielen, der Methode, den Ergebnissen und der Zusammenfassung.

Nach der Darlegung der Hintergründe und der Beschreibung des Problems, erfolgt die Vorstellung der Ziele der Studie „Kann NMES und EMG eine effektive Behandlung von Patienten mit Alzheimer-Krankheit und Dysphagie sein zur Reduktion von Aspiration?". Es folgt die Untersuchung der Einschlusskriterien. Dies waren die Diagnosen Alzheimer-Krankheit und Dysphagie. Ausschlusskriterien waren: Pseudo Demenz, mentale Retardierung, niedrige kognitive Funktion, niedriges Bildungsniveau und drogenbedingte Intelligenzminderung. Ebenso ausgeschlossen waren Demenzsyndrome bedingt durch Leberschaden, perniziöse Anämie, reduzierte Schilddrüsenfunktion oder Hyperthyreose, Neurosyphilis, Prion-Erkrankung und AIDS. Es wurden 103 Patienten in die Untersuchung aufgenommen.

Methodisch wurden zunächst die medizinischen Daten der Patienten registriert und die Zuordnung in zwei Gruppen vorgenommen. Die Personen, die nicht an der Intervention (NMES und EMG) teilnehmen wollten, erhielten eine konventionelle Schluckfunktionstherapie (N= 53). Die Interventionsgruppe (N= 50) erhielt die Behandlung mit NMES und EMG. Bei allen Probanden wurden die Blutwerte Serum-Albumin und Hämoglobin, der Mini Nutritional Assessment (MNA), der Minimental State Examination (MMSE), der Water Swallow Test (WST) vor der Intervention gemessen, und dann wurde erneut nach vier, acht und zwölf Wochen gemessen. Diese Daten führten zu den Ergebnissen der beiden Interventionen. Die Resultate zeigen einen signifikanten Vorteil der Gruppe mit NMES und EMG im Vergleich zum konventionellen Schlucktraining auf. Alle Tests bestätigen die Fragestellung, ob NMES und EMG eine effektive Behandlung von Patienten mit AD und Dysphagie sein kann, um Aspiration zu reduzieren. Die Blutwerte Serum-Albumin und Hämoglobin, MNA, MMSE und WST weisen signifikant bessere Werte auf, als sie in der Vergleichsgruppe mit Schlucktherapie festgestellt wurden. Es kam zu keinen Abbrüchen der Interventionen. Durch die angewandten Verfahren entstanden keine Schäden. Bei den Einschränkungen wird berichtet, dass es sich um kurzfristige Ergebnisse von zwölf Wochen handelt. Langfristige Aussagen können nicht getroffen werden.

Auch die kleine Probandengruppe weist Einschränkungen bezüglich der Aussagekraft auf. Ein geriatrisches Krankenhaus hat noch keinen repräsentativen Charakter bei einer Untersuchung mit 103 Probanden. Darum sollten in einer neuen größeren Längsschnittstudie die Nachhaltigkeit und die Generalisierbarkeit der Ergebnisse nachgewiesen werden.

Diskutiert werden auch verschiedene Formen von Behandlungen und deren Vor- und Nachteile. So stellt die angeführte Intervention heraus, dass die Genese der Patienten durch Aspiration und Krankenhausaufenthalte erschwert ist und die Kosten für die Behandlungen hoch sind. Das bedeutet, dass das vorgestellte Verfahren auch die ökonomischen Aspekte von Patienten mit Alzheimer und Dysphagie bedenkt. Der Intervention der neuromuskulären Elektrostimulation liegt die Theorie der neuronalen Plastizität zugrunde. Dabei geht es um den Umbau der Hemisphärenfunktionen, um verloren gegangene motorische Funktionen zu ersetzen. Die dargestellte Intervention hat aber auch Nachteile, da es sich um eine therapeutische Maßnahme handelt, die in der Pflege nicht angewendet wird. Im therapeutischen Zusammenhang wird vorausgesetzt, dass die apparativen Geräte verfügbar sind. Dies ist nicht in jeder Einrichtung gegeben. Zusammengefasst kann gesagt werden, dass das NMES-EMG Training dazu führen kann, die Schluckfunktion zu verbessern und die Aspirationshäufigkeit zu reduzieren. Der Krankheitsverlauf wird somit verbessert.

6.2.6 Studie 6 Ticinesi

Die Studie von Ticinesi et al. (2016) lautet: „Survival in older adults with dementia and eating problems: To PEG or not to PEG?". Die angeführte Studie stellt eine prospektive, nicht randomisierte, nicht verblindete Beobachtungsstudie dar. Die Untersuchung fand in einem Krankenhaus mit Intensivstation in Parma, Italien statt. Sie untersucht die Überlebensrate von Menschen mit Demenz, Dysphagie und Essproblemen, die eine perkutane endoskopische Gastrostomie (PEG) haben gegenüber Patienten, die mit oraler Ernährung (ON) versorgt werden. Zur Feststellung der Studienkriterien wurde die Checkliste nach CONSORT-Statement verwendet (Leonhart & Voigt-Radloff, 2007; Schuetz et al., 2010) und zur Bestimmung des Evidenzlevel werden die angeführten Schemata eingesetzt (Beushausen, 2005; Centre for Evidence-Based Medicine, 2009; Haring, 2018). Die Evidenz kann dem Level vier zugeordnet werden (Tab. 6, 13).

Die Zusammenfassung enthält alle wichtigen Bestandteile. Sie besteht aus der Einleitung, den Zielen, der Methode, den Ergebnissen und der Zusammenfassung. Das Thema der perkutanen Ernährung wird kontrovers geführt. Der theoretische

Hintergrund beschreibt die Empfehlungen anhand von Leitlinien. Der beste Weg, Personen mit Demenz und Dysphagie bei Nahrungsverweigerung zu versorgen, ist nicht die künstliche Ernährung (PEG). Diese soll nur für einen begrenzten Zeitraum eingesetzt werden, wenn eine kritische Phase überbrückt werden muss (Daniel, Rhodes, Vitale C. & Shega, 2014). Es gibt keine signifikanten Vorteile für den Langzeiteinsatz (Goldberg & Altman, 2014) und die Gesundheitskosten steigen (Hwang, Teno, Gozalo & Mitchell, 2014). Ärzte verschreiben dennoch Magensonden (PEG), weil es Schwierigkeiten bei der Formulierung von Zielen in der Versorgung gibt. Außerdem kann es sein, dass die Prognose unklar ist, die Annahmen von Verbesserungen unrealistisch eingeschätzt werden und die Angehörigen, das Gefühl haben, den Patienten verhungern zu lassen (Delegge, 2008). Auch hat der medizinische Hintergrund des Arztes einen Einfluss auf die Entscheidung für eine PEG. Randomisierte kontrollierte Studien, die evidente Daten liefern könnten, sind aus ethischen Gründen schwierig durchzuführen. Es gibt auch Studien, die keine Schäden bei Demenz, Dysphagie und PEG nachweisen (Ribeiro Salomon & Carvalho Garbi Novaes, 2015).

Ziel der vorliegenden Studie ist es, die Auswirkung einer PEG auf die Sterblichkeit und die Krankenhauseinweisungen im Vergleich zu oraler Ernährung (ON) zu untersuchen (Ticinesi et al., 2016). Die Einschlusskriterien waren: 65 Jahre und älter, eine Vorhersage der Lebenserwartung von > 1 Monat, die Diagnose Demenz jeglicher Ätiologie, Essstörung, Unterernährung. Ausschlusskriterien waren Krebs, unheilbare Krankheiten, Dysphagie durch andere Ursachen, vorherige PEG oder Nasensonde, Abwesenheit von Pflegepersonal oder Angehörigen. 184 Probanden (bzw. das Pflegepersonal) wurden nach Alter, Geschlecht, Aufnahmedatum, Entlassung aus den Krankenhaus, Entlassung durch Tod, Hauptdiagnose, Komorbidität, Dekubitus, Demenzart und Schweregrad, Art der Ernährung befragt. Patienten, die durch akute Krankheiten im Krankenhaus verstarben, wurden nicht in die Berechnung aufgenommen. Angehörige wurden über Vor- und Nachteile der PEG-Versorgung informiert. Nach 18 Monaten wurde von einem gut ausgebildeten Arzt ein telefonisches Interview mit dem Pflegepersonal geführt. Die Daten wurden gesammelt und statistisch ausgewertet. In die statistischen Methoden gingen Mittelwerte, Standardabweichungen und Interquartile (IQR) ein. Die Sterblichkeit und die Rate der Krankenhausrückgänge wurden mit dem Chi-Quadrat-Test ermittelt. Die Kaplan-Meier-Überlebensanalyse wurde für PEG und ON angewandt. Ein Multivarianz Cox Proportional Regressmodell kam für die Analyse der Auswirkungen von PEG auf die Mortalität zum Einsatz. Alter, Demenzgrad und Demenztyp, Komorbidität und die Einstellung zum Leben wurden als mögliche Störfaktoren in der Multivarianz Analyse berücksichtigt. Eine Subgruppenanalyse betraf den Demenzgrad hinsichtlich von drei Faktoren. Dazu berücksichtigte das Multivarianz Cox Proportionale Regressionsmodell das Alter, die Komorbidität, als auch die Einstellung zum Leben.

Die Ergebnisse der Untersuchungsgruppen zeigen eine Mortalitätrate von 70 % bei PEG-Patienten und 40 % bei ON-Patienten nach 18 Monaten. Die durchschnittliche Überlebensdauer von Patienten mit PEG lag bei 0,6 Jahre und die von ON-Patienten bei 1,28 Jahren. PEG-Ernährung ist ein Prädiktor für eine erhöhte Mortalität bei leichter und moderater Demenz. Bei schwerer Demenz konnte dies nicht festgestellt werden. Bei der Krankenhauseinweisung konnte kein signifikanter Unterschied zwischen PEG und ON gemessen werden.

Die Diskussion muss geführt werden, um Warnungen vor Langzeitversorgung mit perkutaner endoskopischer Gastrostomie (PEG) auszusprechen. Die Ergebnisse zeigen eine erhöhte Sterblichkeit bei PEG auf, auch unter Berücksichtigung der Störfaktoren Demenz, Komorbidität und der Einstellung zum Leben. Dies gilt für leichte und moderate Demenz, nicht aber für schwere Demenz. Hier stellt (Teno et al., 2012) keine Korrelation zwischen Überleben und Art der Nahrungsaufnahme fest. Die Empfehlungen zur Vermeidung von perkutaner Ernährung (PEG) basieren hauptsächlich auf fehlenden Nachweisen bezüglich des Nutzens, aber nicht auf Hinweisen von Schäden. (Cintra, Rezende, Moraes, Cunha L. C. & da Gama Torres, 2014) stellen fest, dass perkutane Ernährung bei schwerer Demenz das Mortalitätsrisiko erhöht. Daraus kann der Schluss gezogen werden, dass die Untersuchung dieser Studie mit einer größeren Gruppe von Probanden wiederholt werden sollte. Es wurde hier gezeigt, dass für leichte und moderate Demenz das Risiko für eine erhöhte Mortalität bei perkutaner Ernährung (PEG) besteht. Das Alter wurde nicht als starker Prädiktor für die Mortalität festgestellt. Es gibt einen Konsens, dass bei Patienten ohne Demenz mit Dysphagie die Überlebensrate deutlich höher liegt, als bei Patienten mit Demenz und Dysphagie (Sanders et al., 2000). Einschränkungen dieser Studie liegen wie bei anderen Studien dieser Art in den klinischen Gegebenheiten. Viele Aspekte des klinischen Managements hängen vom lokalen Pflegedienst und vom kulturellen Hintergrund ab. Dies begrenzt die Generalisierung. Es gab keine Informationen über Polypharmaka und Psychopharmaka (Störfaktoren). Bei der Methodik des follow-up als Interview (Telefon) konnten keine genauen Daten über die Todesursachen gesammelt werden. Die Schlussfolgerungen aus dieser Studie weisen darauf hin, dass Patienten mit Demenz, Dysphagie und Nahrungsverweigerung bei perkutaner Ernährung (PEG) eine Verkürzung des Überlebens erwarten müssen gegenüber einer vergleichbaren Patientengruppe, die mit oraler Ernährung (ON) ernährt wird.

6.3 Zusammenfassung der Ergebnisse

Nach den Darlegungen der selektierten Studien aus der Recherche und den angewandten Methoden zur Analyse mithilfe von Schemata schließt das Kapitel ab mit der Zusammenfassung der Ergebnisse aus sechs Studien zu Essinterventionen bei AD-Patienten mit Dysphagie. Eine Übersicht der CONSORT-Statement-Analyse aller Studien ist in Tabelle 12 aufgelistet. Bautmans et al., (2008) verweist auf die Machbarkeit von cervikaler Mobilisation bei kognitiv Beeinträchtigten und stellt eine Verbesserung des Schluckens nach nur einer Behandlung fest. Chen et al., (2016) belegt, dass ein Essinterventionsprogramm ein geeignetes Mittel ist, um Essfähigkeit und Ernährungszustand bei Alzheimer-Krankheit mit Dysphagie zu verbessern. Sato et al., (2014) beschreibt in seiner Studie, welche ess- und ernährungsbezogenen Faktoren prädiktiv auf eine Dysphagie im Alltag hinweisen. Dabei wurde die mangelnde Spülfähigkeit als Risikofaktor für Dysphagie identifiziert. Suh et al., (2009) kommt in der vergleichenden Studie zu dem Ergebnis, dass es ein typisch dysphagisches Schluckverhalten bei Alzheimer-Krankheit gibt. AD-Patienten weisen sensorische Beeinträchtigungen auf, die gekennzeichnet sind durch orale Transitverzögerungen. Tang et al., (2017) stellt ein effektives Therapieverfahren bei AD-Patienten mit Dysphagie in Aussicht. NMSE kombiniert mit EMG kann die Schluckstörungen und unerwünschte Folgen verbessern. Ticinesi et al., (2016) belegt, dass bei älteren Personen mit Demenz und Essstörungen eine Langzeit-PEG-Versorgung das Mortalitätsrisiko erhöht und diese daher vermieden werden sollte.

6.4 Evidenzanalyse

Nach der zusammenfassenden Darlegung der ausgewählten Studien werden diese nun nach ihrer Evidenz eingeordnet und unterscheiden sich nur geringfügig je nach Autor (Tab. 6, 7, 13). Nach dem Centre of Evidence-Based-Medicine (2009) lauten die Evidenzlevel wie folgt (Tab. 6): Die Studien von Bautmans et al. (2008) wird als RCT im Cross-over Design dem Level zwei zugeordnet. Die Studie von Chen et al. (2016) wird als Interventionsstudie mit Level vier und die Studie von Sato et al. (2014) wird als prospektive Kohortenstudie mit Level drei eingeschätzt. Suh et al. (2009) beschreibt eine retrospektive Vergleichsstudie mit Level drei. Tang's prospektive vergleichende Interventionsstudie (2017) wird mit Level drei eingestuft. Ticinesi et al. (2016) beschreibt eine prospektive Beobachtungsstudie mit Level vier (Beushausen, 2005; Borgetto et al., 2016; Centre for Evidence-Based Medicine, 2009; Haring & Siegmüller, 2018a; Kraus, 2018).

7 Diskussion

Die strukturellen und konzeptionellen Zusammenfassungen der ausgewählten Studien wurden beschrieben. Es erfolgt eine inhaltliche Auseinandersetzung mit den Studien. Dabei wird eine erweiterte Diskussion über die Ergebnisse, die Methoden und die Auswertung der Studien, über die Fragestellung und über den Anwendungsbezug geführt.

7.1 Diskussion der Ergebnisse

Die Studie von Bautmans (2008) zeigt Beweise für den Zusammenhang von Dyskinese der Halswirbelsäule und Dysphagie bei AD und beschreibt eine therapeutische Intervention aus der Physiotherapie (Kap. 6.2.1). Hier besteht die Möglichkeit, interdisziplinär zu arbeiten und praxisbasierte Evidenz zu erbringen (Kraus, 2018). Die Studie von Chen (2016) weist auf fünf Faktoren der Essintervention hin, die in interdisziplinären Teams von vielen Fachkräften aus der Pflege und von Therapeuten genutzt werden können, um Essverhalten und Nahrungsaufnahme bei AD zu verbessern (Kap. 6.2.2). Das didaktische Reasoning kann von Sprachtherapeuten verwendet werden, um Personal andere Fachrichtungen patientenangepasste Schluckinterventionen zu vermitteln (Beushausen, 2013). Die Studie von Sato (2014) erbringt den Nachweis für Therapeuten und Pflegekräfte, welche Merkmale bei Alzheimer-Demenz mit Dysphagie präventiven und diagnostischen Charakter haben können (Kap. 6.2.3). Auch die praxisbasierte Evidenz kann genutzt werden, um interne Evidenz in den Behandlungsprozess einfließen zu lassen. Die Studie von Suh (2009) stellt fest, dass Therapeuten und Pflegepersonal auf spezifische Merkmale des Schluckmusters bei der Essintervention fokussiert sein sollten (Kap. 6.2.4). Die Evidenz hilft im Team ein gemeinsames Verständnis für die Patienten zu bekommen. Die Studie von Tang (2016) macht auf ein effektives therapeutisches Konzept für Logopäden in der Dysphagiebehandlung aufmerksam (Kap. 6.2.5). Weitere Wirksamkeiten der Dysphagietherapie werden bei Bartolome (2014) beschrieben. Die Studie von Ticinesi (2016) stellt den Nachteil der erhöhten Mortalität bei perkutaner endoskopischer Gastrostomie (PEG) fest (Kap. 6.2.6). Es besteht in geriatrischen Teams die Notwendigkeit, das Thema intensiv zu diskutieren und für jede Einrichtung Lösungen im Sinne der Evidenz, der Qualitätssicherung und der Konformität mit aktuellen Leitlinien zu finden.

Zusammenfassend werden Nachweise für verschiedene Anwendungsbezüge bereitgestellt, wie Essbeobachten (Sato), Essintervention (Chen), sensomotorische Intervention (Bautmans), Pathomechanismen des Schluckens (Suh), Schluckstimulationstraining

(Tang) und der Vergleich verschiedener Wege der Nahrungsaufnahme (Ticinesi). Die Fragestellung kann beantwortet werden. Alle Studien liefern leichte bis moderate Evidenz zur Reduzierung schluckbezogener Symptome.

7.1.1 Diskussion des Anwendungsfeldes Dysphagietherapie/ Essbegleitung

In multidisziplinären Teams werden Logopäden als Experten für Schluckstörungen angesehen. Die motorischen, interventionsbezogenen, diagnostischen, prognostischen und logopädischen Methoden und Behandlungsformen eignen sich durch ihre Evidenz gut, um sie alltagsnah, patientengerecht, teambezogen, angehörigenangepasst und effizient einzusetzen (Bartolome et al., 2014; Freudricht et al., 2014; Huser & Bruggisser, 2017; Schuster, 2016; Winterholler, 2015). Die beschriebenen Ergebnisse der Studien beantworten die Fragestellung positiv. Außerdem kann in der logopädischen Arbeit aus einer praktischen Alltagssituation eine praxis-basierte Evidenz entstehen. Sie ergänzt die hier beschriebene evidenz-basierte Praxis (Günther, 2013; Haring & Siegmüller, 2018b; Kraus, 2018). Die Palliativversorgung stellt für die Logopädie ein neueres Betätigungsfeld dar (Corsten et al., 2017). Aus den beschriebenen Studien geht hervor, dass die untersuchten Patienten meist hochbetagt waren. Im Endstadium der Alzheimer-Demenz steht die Palliativversorgung einschließlich der Essbegleitung (Mitchell, 2017). Der Paradigmenwechsel hin zu symptomlindernden Zielen und der Bevorzugung der Aspekte der Lebensqualität (Enste, 2018; Ticinesi et al., 2016) richtet den Blick am Lebensende wieder mehr auf den Patienten mit seinen Bedürfnissen. In Bezug auf die Fragestellung dieser Arbeit kann festgehalten werden, dass es mehrere Anwendungsfelder gibt, die zur Reduktion schluckbezogener Symptome bei AD führen kann.

7.2 Diskussion der Methode

Bautmans wendet eine randomisierte kontrollierte Untersuchungsmethode im Cross-over-Design an, mit einem guten Evidenzlevel (Stufe 2). Chen untersucht eine Kohorte im Vorher-Nachher-Vergleich ohne Kontrollgruppe. Der Evidenzlevel ist weniger aussagekräftig (Stufe 4). Sato untersucht eine Kohorte und berechnet Korrelationen von Faktoren des Schluckens und der Nahrungsaufnahme (mittlerer Evidenzlevel 3). Die Vergleichsstudie von Suh zeigt zwei Demenztypen (AD und VaD) gemessen mit dem Goldstandard (mittlerer Evidenzlevel 3). Tang vergleicht eine Interventionsstudie mit Kontrollgruppe in der Vorher-Nachher-Messung (mittlerer Evidenzlevel 3). Ticinesi vergleicht in seiner prospektiv beobachtenden Studie die Ernährung bei Einsatz von PEG und ON durch eine Befragung zu Beginn und nach 18 Monaten. Die Studie weist einen weniger aussagekräftigen Evidenzlevel auf (Stufe 4). Die Vielfalt der Untersuchungen zeigt, dass qualitative und quantitative, beobachtende und experimentelle Designs verwendet werden. Die Fragestellung dieser Arbeit kann beantwortet werden, dass verschiedene Methoden geeignet sind, schluckbezogene Symptome bei AD zu reduzieren (leichte bis moderate Evidenz).

7.2.1 Diskussion der Recherche

Die größten Datenbanken Pubmed, Cochrane Central, Cinahl, ZB MED wurden für die Recherche zu klinischen Studien ausgewählt. Eine Datenbank stand nur anteilig zur Verfügung (EMBASE). Andere Register für Clinical Trials stellten zu den Suchbegriffen keine Studien zur Verfügung. Es kamen aus 448 Suchergebnissen sechs Studien zur Auswahl für das systematische Review infrage (Tab. 4). Vier Datenbanken aus dem internationalen, angloamerikanischen, europäischen und deutschsprachigem Bereich erbrachten sehr verschiedene klinische Fragestellungen, Anwendungsbezüge und Nachweise zum Thema der Arbeit „Essbegleitung bei Alzheimer-Krankheit und Dysphagie". Es wurde der Nachweis erbracht, dass es Methoden zur Reduktion von schluckbezogenen Symptomen bei AD gibt.

7.2.2 Diskussion der qualitativen Bewertung der Studien

Die Studien zeichnen sich durch verschiedene Themenschwerpunkte wie physiotherapeutische Hilfen, Essintervention in der Pflege (Behrens & Langer, 2010), Früherkennung von Dysphagie bei AD, typische Schluckmuster bei AD, logopädische Therapie bei AD und Essintervention auch bei ausgeprägten Schwierigkeiten ohne PEG aus. In Bezug auf die Qualität der Studien werden Unterschiede deutlich, auch wenn es Hinweise für einige evidente Aussagen gibt. Die Studien zeigen Einschränkungen in der Größe der untersuchten Gruppen, der Kürze der Interventionen oder Maßnahmen, teilweise in dem Fehlen von Kontrollgruppen und teilweise in der mangelnden Objektivität der Erhebung und Auswertung auf (Haring, 2018). In den Studien von Bautmans und Tang wird eine bessere interne Validität belegt. Die Studien von Chen, Sato, Suh und Ticinesi sind quantitativ-beobachtend ausgerichtet und kombinieren somit interne und externe Validität (Borgetto et al., 2016). Insgesamt weisen die Studien einen Evidenzlevel

(Scherfer, 2001; Centre for Evidence-Based-Medicine, 2009) von zwei bis vier auf, wobei der Median-Wert bei drei und der Mittelwert bei 3,2 liegt. Der Impact-Faktor der Zeitschriften, aus denen die Studien entnommen sind, liegt, berechnet als Mittelwert bei 2,4 und als Median bei 2,3 (Tab. 6). Damit kann der bibliometrische Einflussfaktor für die angeführten wissenschaftlichen Zeitschriften als gut bezeichnet werden. Bezogen auf die Fragestellung konnte in sechs Themenschwerpunkten der Nachweis erbracht werden, dass die schluckbezogenen Symptome reduziert werden konnten.

7.3 Diskussion der Anwendung in Praxis und Gesundheitswesen

Durch die meist unterrepräsentierten Dysphagie-Experten in multidisziplinären Teams wird vorgeschlagen, neben der Behandlung auch strukturierende, beratende, vermittelnde und koordinierende Aufgaben wahrzunehmen. Daher sollten zunächst einfache diagnostische Instrumente zur Anwendung kommen, um der Quantität der Versorgung gerecht zu werden (Sato et al., 2014). Besonders in der Pflege gibt es bezüglich der Essintervention (Chen et al., 2016) und den Pflegestandards (Deutsches Netzwerk für Qualitätsentwicklung in der Pflege [DNQP], 2017) einige aktuelle Fortschritte zu verzeichnen, die die Kommunikation zwischen den Gesundheitsberufen erleichtern und Absprachen, Zusammenarbeit und Effektivität in Zukunft weiter verbessern könnten. Zwar gibt es für die Dysphagie in der Geriatrie bisher nur niedrige bis mäßige Beweise, jedoch weisen die hier beschriebenen Studien darauf hin, dass die Behandlungs- und Pflegequalität weiter verbessert und erforscht werden sollte. Somit kann die Fragestellung beantwortet werden, dass die schluckbezogenen Symptome bei AD reduziert werden können. Auch Pflegekräfte können Merkmale der schluckbezogenen Symptome durch genauere Beobachtung besser erkennen, das Verhalten in die Essbegleitung anpassen und dadurch Schluckschwierigkeiten vermeiden (Suh et al., 2009). Die Kommunikation zwischen Ärzten, Pflegefachkräften und Therapeuten kann auch bei der Versorgung mit Magensonden helfen, effektive und bezogen auf die Lebensqualität angemessene Lösungen zu finden (Ticinesi et al., 2016). Die Zusammenarbeit mit Physiotherapeuten kann zu einer Verbesserung der Schluckintervention beitragen, auch wenn es hier weiteren Bedarf für Forschung gibt (Bautmans et al., 2008). Für Therapeuten kann die Relevanz spezifischer Methoden der Dysphagietherapie integriert werden (Tang et al., 2017). Es wäre in multidisziplinären Teams eine Herausforderung, sich als eine Art „think tank" zu verstehen, indem auch praxisbasierte Evidenzen systematisch aufgebaut werden (Beushausen & Grötzbach, 2011; Beushausen, 2014, 2016; Günther, 2013; Kraus, 2018).

Für das Gesundheitswesen und die Forschung in der Medizin bleibt offen, welche Bedingungen für Leistungserbringer der Gesundheitsberufe in Zukunft bereitgestellt werden, um die Qualität medizinischer Leistungen auch bei steigender Alterung der Gesellschaft und begrenzten personellen und strukturellen Ressourcen aufrecht zu erhalten und wenn möglich zu verbessern (Dziewas et al., 2016; Kraus, 2018). Diese Entwicklungen werden im Sinne der Outcome-Messung aus eine Mischung von quantitativen und qualitativen Daten bestehen (Kraus, 2018). Die evidenzbasierte Praxis der Sprachtherapie wird, wie in dieser Arbeit dargelegt, zu einer Weiterentwicklung ihres Aufgabenfelds und zur Verbesserung der Behandlungsqualität beitragen (Beushausen & Grötzbach, 2011; Beushausen, 2014, 2016; Günther, 2013).

8 Fazit und Ausblick

Essprobleme stellen eine besondere Herausforderung bei der Behandlung von Menschen mit Alzheimer-Demenz und Dysphagie dar. Die interdisziplinäre und multidisziplinäre Zusammenarbeit und das Zusammenführen unterschiedlicher Expertisen ist notwendig (Corsten et al., 2017; Kraus, 2018), um komplexen gesundheitlichen Herausforderungen (Bautmans et al., 2008) bei hochbetagten Menschen mit Alzheimer-Demenz, Dysphagie und Essproblemen gerecht zu werden (Lai, 2014). Logopädische Vorschläge zur Essbegleitung (Bartolome et al., 2014) zeigen auf, wie alltagsnah und spezifisch mit einer Vielfalt von Interventionen und Strategien den Menschen mit Demenz begegnet werden kann (Bautmans et al., 2008; Chen et al., 2016; Sato et al., 2014; Suh et al., 2009; Tang et al., 2017; Ticinesi et al., 2016). Durch die evidenz-basierte Praxis (Beushausen & Grötzbach, 2011; Beushausen, 2016) und die pflegewissenschaftlichen Qualitätskriterien (Behrens & Langer, 2010; DNQP, 2017) müssen neue Erkenntnisse und Erfahrungen verschiedener Disziplinen zusammenfließen, um Evidenz und Effizienz weiter zu verbessern auch im Sinne des Outcomes (Kraus, 2018; Weßling, 2018). Das Zusammenführen der Evidenz aus Studien für die Praxis macht Wissen relevant, Therapeuten sicherer und Patienten zufriedener (Green, 2008; Günther, 2013; Lof, 2011). Ein Team zeigt praxisnahe Evidenz aus dem Alltag mit schwerstkranken Menschen mit Alzheimer-Demenz. Es reflektiert eigenes Handeln, entwickelt Evidenzen, baut Expertise auf und fragt nach der Patientenpräferenz (Ammerman, Smith & Calancie, 2014; Haring & Siegmüller, 2018a; Haring, 2018; Kraus, 2018; Weßling, 2018). Die verschiedenen Wege zwischen Forschung und Praxis ergänzen sich idealerweise (Kohler & Blickenstorfer, 2018).

Die Behandlungsqualität bei Patienten mit Alzheimer-Krankheit zu verbessern, die Symptome zu lindern und die Komplikationen des Schluckens zu reduzieren, war der Anlass des systematischen Reviews. Mit den dargestellten Beiträgen ist es gelungen, einen aktuellen Überblick der klinischen Forschung der Essbegleitung bei Alzheimer-Demenz mit Dysphagie aufzuzeigen, ihn übersichtlich darzustellen und auch für Fachleute anderer Disziplinen verständlich zu machen. Somit kann die Fragestellung der Arbeit bejaht werden, dass eine Reduktion der schluckbezogenen Symptome bei Alzheimer-Demenz durch sechs verschiedene Maßnahmen mit niedriger bis moderater Evidenz nachgewiesen werden konnte.

Für die Zukunft einer alternden und vom demografischen Wandel betroffenen Gesellschaft sollte eine Weiterentwicklung der interdisziplinären Zusammenarbeit der Akteure im Gesundheitswesen erfolgen. Außerdem kann eine Verbesserung von Forschung und Wissenschaft, eine Akademisierung der Praxis und Lehre und eine Ausgestaltung der politischen und ökonomischen Rahmenbedingungen, dazu führen, dass sich die Maßnahmen zur Aufrechterhaltung der Lebensqualität und die gesellschaftliche Partizipation für Menschen im Alter mit Behinderung sich weiter entwickelt. Diese Arbeit soll einen Beitrag dafür leisten.

9   Literaturverzeichnis

Alagiakrishnan, K., Bhanji, R. A. & Kurian, M. (2013). Evaluation and management of oropharyngeal dysphagia in different types of dementia: a systematic review. *Archives of gerontology and geriatrics, 56* (1), 1–9.

Ammerman, A., Smith, T. W. & Calancie, L. (2014). Practice-based evidence in public health. Improving reach, relevance, and results. *Annual review of public health, 35,* 47–63.

Andersen, U. T., Beck, A. M., Kjaersgaard, A., Hansen, T. & Poulsen, I. (2013). Systematic review and evidence based recommendations on texture modified foods and thickened fluids for adults (≥18 years) with oropharyngeal dysphagia. *e-SPEN Journal, 8* (4), e127-e134.

APA/ American Psychiatric Association. (2000). *Diagnostic and Statistical Manual of Mental Disorders, 4th Edition*. Zugriff am 08.04.2018, von https://behavenet.com/apa-diagnostic-classification-dsm-iv-tr.

APA/ American Psychiatric Association. (2014). *Diagnostic and Statistical Manual of Mental Disorders, 5th Edition*. Zugriff am 08.04.2018, von http://www.dsm5.org.

Bartolome, G., Schröter-Morasch, H., Buchholz, D., Feussner, H., Graf, S., Holzapfel, K. et al. (Hrsg.). (2014). *Schluckstörungen. Diagnostik und Rehabilitation*. München: Elsevier Urban & Fischer.

Bautmans, I., Demarteau, J., Cruts, B., Lemper, J. C. & Mets, T. (2008). Dysphagia in elderly nursing home residents with severe cognitive impairment can be attenuated by cervical spine mobilization. *Journal of rehabilitation medicine, 40* (9), 755–760.

Behrens, J. & Langer, G. (2010). *Evidence-based Nursing and Caring. Methoden und Ethik der Pflegepraxis und Versorgungsforschung. Bern*: Verlag Hans Huber.

Beushausen, U. (2005). Evidenz-basierte Praxis in der Logopädie – Mythos und Realität. *Forum Logopädie, 19* (2), 6–11.

Beushausen, U. & Grötzbach, H. (2011). *Evidenzbasierte Sprachtherapie. Grundlagen und Praxis*. München: Urban & Fischer.

Beushausen, U. (2013). *Therapeutische Entscheidungsfindung in der Sprachtherapie. Grundlagen und 14 Fallbeispiele*. London: Elsevier Health Sciences Germany.

Beushausen, U. (2014). Chancen und Risiken einer evidenz-basierten Sprachtherapie. *Logos, 22* (2), 96–104.

Beushausen, U. (2016). Evidenz-basiert arbeiten in der Sprachtherapie. *Sprachtherapie aktuell, 3* (1), 1–9.

Boole, G. (2009). *An investigation of the laws of thought. On which are founded the mathematical theories of logic and probabilities* (Cambridge library collection. Mathematics). Cambridge: Cambridge University Press.

https://doi.org/10.2478/9783110644166-006

Borgetto, B., Spitzer, L. & Pfingsten, A. (2016). Die Forschungspyramide. Evidenz für die logopädische Praxis brauchbar machen. *Forum Logopädie, 30* (1), 24–28.

Brandenburg, H. & Huneke, M. J. (2005). *Professionelle Pflege alter Menschen. Eine Einführung*. Stuttgart: Kohlhammer Verlag.

Brandt, M. (2016). Unterstützung im alternden Europa – Ein Blick in den Stand der Forschung zum Zusammenspiel von Familie und Staat. In G. Naegele, E. Olbermann & A. Kuhlmann (Hrsg.), *Teilhabe im Alter gestalten* (S. 131–142). Wiesbaden: Springer Fachmedien Wiesbaden.

Bundesministerium für Familie, Senioren, Frauen und Jugend. (2016). *Sorge und Mitverantwortung in der Kommune* (BFSFJ, Hrsg.) (3BR115).

Centre for Evidence-Based Medicine. (2009). *Oxford Centre for Evidence-based Medicine - Level of Evidence*. Zugriff am 08.04.2018, von https://www.cebm.net/2009/06/oxford-centre-evidence-based-medicine-levels-evidence-march-2009/.

Chang, C.-C. & Roberts, B. L. (2008). Feeding difficulty in older adults with dementia. *Journal of clinical nursing, 17* (17), 2266–2274.

Chen, L. L., Li, H., Lin, R., Zheng, J. H., Wei, Y. P., Li, J. et al. (2016). Effects of a feeding intervention in patients with Alzheimer's disease and dysphagia. *Journal of clinical nursing, 25* (5-6), 699–707.

Chouinard, J. (2000). Dysphagia in Alzheimer disease. A review. *The journal of nutrition, health & aging, 4* (4), 214–217.

Cintra, M. T., Rezende, N. A. de, Moraes, E. N. de, Cunha L. C. & da Gama Torres, H. O. (2014). A comparison of survival, pneumonia, and hospitalization in patients with advanced dementia and dysphagia receiving either oral or enteral nutrition. *The journal of nutrition, health & aging, 18* (10), 894–899.

Corsten, S., Grewe, T., Gäng, A. & Glassl, O. (2017). *Logopädie in der Geriatrie*. Stuttgart: Georg Thieme Verlag.

Daniel, A., Rhodes, R., Vitale C. & Shega, J. (2014). American Geriatrics Society feeding tubes in advanced dementia position statement. *Journal of the American Geriatrics Society, 62* (8), 1590–1593.

Delegge, M. H. (2008). Percutaneous endoscopic gastrostomy in the dementia patient. Helpful or hindering? *The American journal of gastroenterology, 103* (4), 1018–1020.

Deuschl, G, Maier, W. et al. (2016). *Demenz. Leitlinien für Diagnostik und Therapie in der Neurologie*. Entwicklungsstufe: S3 - Deutsch Gesellschaft für Neurologie, (Hrsg.) (AWMF-Register-Nummer: 038-013).

Deutsche Alzheimer Gesellschaft e. V. (Hrsg.). Häufigkeit von Demenzerkrankungen [Themenheft], *2016*.

Deutsche Gesellschaft für Psychiatrie und Psychotherapie, Psychosomatik und Nervenheilkunde (DGPPN), Deutsche Gesellschaft für Neurologie (DGN). (2016). *S3-Leitlinie "Demenzen"* (Jessen, F., Hrsg.).

Deutsche Krebsgesellschaft, Deutsche Krebshilfe, AWMF. (2015). *Palliativmedizin für Patienten mit einer nicht heilbaren Krebserkrankung. Langversion* (AWMF-Registernummer: 128/001O). Berlin: Deutsche Gesellschaft für Palliativmedizin e. V. Zugriff am 08.04.2018, von http://www.awmf.org/uploads/tx_szleitlinien/128-001OLl_S3_Palliativmedizin_2015-07.pdf.

Deutscher Bundestag (2016). *Siebter Bericht zur Lage der älteren Generation in der Bundesrepublik. Sorge und Mitverantwortung in der Kommune – Aufbau und Sicherung zukunftsfähiger Gemeinschaften* (18/10210). Deutscher Bundesstag.

Deutsches Netzwerk für Qualitätsentwicklung in der Pflege. (2017). *Expertenstandard Ernährungsmanagement zur Sicherung und Förderung der oralen Ernährung in der Pflege* (Deutsches Netzwerk für Qualitätsentwicklung in der Pflege (DNQP), Hrsg.). Osnabrück: Hochschule Osnabrück.

Dziewas, R., Beck, A. M., Clave, P., Hamdy, S., Heppner, H. J., Langmore, S. E. et al. (2016). Recognizing the Importance of Dysphagia. Stumbling Blocks and Stepping Stones in the Twenty-First Century. *Dysphagia, 32* (1), 78–82.

Easterling, C. S. & Robbins, E. (2008). Dementia and dysphagia. *Geriatric nursing, 29* (4), 275–285.

Enste, M. (2018). Logopaedische Therapie von Dysphagien im Rahmen der Palliativversorgung. *Logos, 26* (x), 1–10.

Finlayson, O., Kapral, M., Hall, R., Asllani, E., Selchen, D. & Saposnik, G. (2011). Risk factors, inpatient care, and outcomes of pneumonia after ischemic stroke. *Neurology, 77* (14), 1338–1345.

Freudricht, L., Sommer, J. & Tisch, W. (2014). Logopädie in der Palliativmedizin. *Forum Logopädie, 28* (6), 35–41.

Gießen, H. (2012). Evidenzbasierte Medizin. Die begründete Entscheidung. *Pharm Ztg., 157 (44)*, 36–43.

Goldberg, L. S. & Altman, K. W. (2014). The role of gastrostomy tube placement in advanced dementia with dysphagia. A critical review. *Clinical Interventions in Aging, 9*, 1733–1739.

Graf, S., Dziewas, R., Warnecke, T., Pluschinski, P. & Wirth, R. (2017). Genese einer oropharyngealen Dysphagie. Sekundäre Presbyphagie. *Sprache · Stimme · Gehör, 41* (03), 127–132.

Green, L. W. (2008). Making research relevant. If it is an evidence-based practice, where's the practice-based evidence? *Family practice, 25 Suppl 1,* i20-4.

Grewe, T. & Huber, W. (2012). Logopädie im Kontext interdisziplinärer Versorgungsforschung. Forschungsthemen zur Verbesserung der Gesundheitsversorgung bei demografischen Veränderungen in der Gesellschaft. *Forum Logopädie, 26* (3), 24–31.

Günther, T. (2013). Evidenz-basierte Praxis oder Praxis basierte Evidenz. *Forum Logopädie, 27* (1), 26–27.

Haring, R. (2018). Metaepidemiologie und Qualitätssicherung klinscher Evidenzproduktion. In R. Haring & J. Siegmüller (Hrsg.), *Evidenzbasierte Praxis in den Gesundheitsberufen* (S. 49–64). Berlin, Heidelberg: Springer.

Haring, R. & Siegmüller, J. (Hrsg.). (2018a). *Evidenzbasierte Praxis in den Gesundheitsberufen. Chancen und Herausforderungen für Forschung und Anwendung.* Berlin, Heidelberg: Springer.

Heidler, M. D. (2009). Kognitiv bedingte Dysphagien in der Geriatrie - ein Fall für die Sprachtherapie? *Logos interdisziplinär, 17* (1), 36.

Heidler, M. D. (2010). Nahrungsverweigerung bei geriatrischen Patienten. Formen, Ursachen und Management. *NeuroGeriatrie, 7* (2-3), 49–53.

Heidler, M.-D. (2015). *Demenz. Einteilung, Diagnostik und therapeutisches Management.* Idstein: Schulz-Kirchner Verlag.

Hey, C. et al. (2017). Diagnostik der oropharyngealen Dysphagie. *Sprache · Stimme · Gehör, 41,* 133–140.

Higgins, J. & Green, S. (2011). Cochrane Handbook for Sysematic Reviews of Interventions. Zugriff am 08.04.2018, von http://www.handbook.cochrane.org.

Horner, J., Alberts, M. J., Dawson, D. V. & Cook, G. M. (1994). Swallowing in Alzheimer's disease. *Alzheimer Disease and associated disorders, 8* (3), 177–189.

Humbert, I. A., McLaren, D. G., Kosmatka, K., Fitzgerald, M., Johnson, S., Porcaro, E. et al. (2010). Early deficits in cortical control of swallowing in Alzheimer's disease. *Journal of Alzheimer's disease : JAD, 19* (4), 1185–1197.

Huser, H. & Bruggisser, N. (2017). Logopädie in palliativen Situationen. Logopädischer Handlungsspielraum illustriert am Praxisbeispielen aus der Schweiz. *Forum Logopädie, 31* (6), 34–39.

Hwang, D., Teno, J. M., Gozalo, P. & Mitchell, S. (2014). Feeding tubes and health costs postinsertion in nursing home residents with advanced dementia. *Journal of pain and symptom management, 47* (6), 1116–1120.

Jones, H. N. & Rosenbek, J. C. (2010). *Dysphagia in rare conditions. An encyclopedia = Paraneoplastic syndromes* (Clinical dysphagia series). San Diego: Plural Pub.

Keller, J. (2012). Endoskopische Charakteristika oropharyngealer Dysphagien bei verschiedenen Demenzformen. niedriger Evidenzlevel, aber eine seltene Untersuchung. *Dysphagieforum,* 1, 29–33.

Kohler, J. & Blickenstorfer, J. (2018). Das Verhältnis von Theorie und Praxis in der Sprachtherapie. *Logos, 26* (1), 45–53.

Kraus, E. (2018). Internationale Perspektiven auf die Voraussetzungen einer effizienten Diagnostik und Therapie unter dem Anspruch von Teilhabe und Partizipation. In R. Haring & J. Siegmüller (Hrsg.), *Evidenzbasierte Praxis in den Gesundheitsberufen. Chancen und Herausforderungen für Forschung und Anwendung* (S. 127–146). Berlin: Springer.

Lai, K. L. (2014). *Associations of cognitive function with feeding performance and swallowing function in elderly with dementia*. Master of Medical Sciences.

Langmore, S. E., Terpenning, M. S., Schork, A., Chen, Y., Murray, J. T., Lopatin, D. et al. (1998). Predictors of aspiration pneumonia. How important is dysphagia? *Dysphagia, 13* (2), 69–81.

Leidl, C.; Frank, U.; Alvarez, C.; Kummer, P. (2017). Therapie der oropharyngealen Dysphagie – bewährt und innovativ. *Sprache · Stimme · Gehör,* 41, 141–147.

Leonhart, R. & Voigt-Radloff, S. (2007). Bewertung und Planung ergotherapeutischer Interventionsstudien mithilfe des CONSORT-Statements. *Ergoscience,* 2, 28-36.

Lof, G. L. (2011). Science-based practice and the speech-language pathologist. *International journal of speech-language pathology, 13* (3), 189–196.

Logemann, J. A. (1998). *Evaluation and treatment of swallowing disorders* (2. ed.). Austin, Tex.: Pro-ed.

Logemann, J. A., Gensler, G., Robbins, J., Lindblad, A. S., Brandt, D., Hind, J. A. et al. (2008). A Randomized Study of Three Interventions for Aspiration of Thin Liquids in Patients With Dementia or Parkinson's Disease. *Journal of speech, language, and hearing research : JSLHR, 51* (1), 173.

Mitchell, S. L. (2017). *Palliative care of patients with advanced dementia. UpToDate review.,* UpToDate. Zugriff am 08.04.2018, von http://www. uptodate.com/contents/palliative-care-of-patientswith-advanced-dementia.

Müller, P., Rehfeld, K., Lüders, A., Schmicker, M., Hökelmann, A., Kaufman, J. et al. (2016). Effekte eines Tanz- und eines Gesundheitssporttrainings auf die graue Hirnsubstanz gesunder Senioren. RCT. *Sportwissenschaft, 46* (3), 213–222.

Paranji, S., Paranji, N., Wright, S. & Chandra, S. (2017). A Nationwide Study of the Impact of Dysphagia on Hospital Outcomes Among Patients With Dementia. Dysphagia and Dementia. *American journal of Alzheimer's disease and other dementias, 32* (1), 5–11.

Perleth, M. (1999). *Evidenz-basierte Medizin. Wissenschaft im Praxisalltag*. München: MMV, Medien-und-Medizin-Verlag.

Priefer, B. A. & Robbins, J. (1997). Eating changes in mild-stage Alzheimer's disease. A pilot study. *Dysphagia, 12* (4), 212–221.

Ribeiro Salomon, A. L. & Carvalho Garbi Novaes, M. R. (2015). Outcomes of enteral nutrition for patients with advanced dementia. A systematic review. *The journal of nutrition, health & aging, 19* (2), 169–177.

Robbins, J., Gensler, G., Hind, J., Logemann, J. A., Lindblad, A. S., Brandt, D. et al. (2008). Comparison of 2 interventions for liquid aspiration on pneumonia incidence: a randomized trial. *Annals of internal medicine, 148* (7), 509–518.

Robert Koch-Institut. (2015). *Gesundheit in Deutschland. Gesundheitsbericht erstattung des Bundes.* Berlin.

Sachverständigenrat. (2007). *Kooperation und Verantwortung. Voraussetzungen einer zielorientierten Gesundheitsversorgung. Gutachten,* SVR. Zugriff am 08.04.2018, von http://www.svr-gesundheit.de/index.php?id=79.

Sackett, D., Rosenberg, W., Gray, J., Haynes, R. & Richardson (1996). Evidence based medicine: what it is and what it isn't. *British Medicine Journal, 312,* 71–72.

Sanders, D. S., Carter, M. J., D'Silva, J., James, G., Bolton, R. P. & Bardhan, K. D. (2000). Survival analysis in percutaneous endoscopic gastrostomy feeding. A worse outcome in patients with dementia. *The American journal of gastroenterology, 95* (6), 1472–1475.

Sato, E., Hirano, H., Watanabe, Y., Edahiro, A., Sato, K., Yamane, G. et al. (2014). Detecting signs of dysphagia in patients with Alzheimer's disease with oral feeding in daily life. *Geriatrics & gerontology international, 14* (3), 549–555.

Scherfer, E. (2001). Evidenzbasierte Praxis in der Physiotherapie. Bedrohung oder Chance. *Krankengymnastik, 6,* 10–25.

Schuetz, G. M., Tackmann, R., Hamm, B. & Dewey, M. (2010). Qualität diagnostischer Genauigkeitsstudien: QUADA (Quality Assessment of Diagnostic Accuracy Studies included in Systematic Reviews). *Fortschritte auf dem Gebiet der Röntgenstrahlen, 182,* 939–942.

Schulz, K. F., Altman, D. G. & Moher, D. (2010). CONSORT 2010: Aktualisierte Leitlinie für Berichte randomisierter Studien im Parallelgruppen-Design. *DMW - Deutsche Medizinische Wochenschrift, 136 (08),* e20-e23.

Schuster, P. (2016). Logopädie im Arbeitsfeld Demenz. Herausforderungen und Chancen - Aufgaben und Kompetenzen. *Forum Logopädie, 30 (*5), 12–17.

Suh, M. K., Kim, H. & Na, D. L. (2009). Dysphagia in patients with dementia. *Alzheimer Disease and associated disorders, 23* (2), 178–184.

Sütterlin, S., Hoßmann, I. & Klingholz R. (2011). *Demenz-Report* (Berlinder-Institut für Bevölkerung und Entwicklung, Hrsg.).

Tang, Y., Lin, X., Lin, X. J. Zheng, W., Zheng, Z. K., Lin, Z. M. & Chen, J. H. (2017). Therapeutic efficacy of neuromuscular electrical stimulation and electromyographic biofeedback on Alzheimer's disease patients with dysphagia. *Medicine, 36,* e8008.

Teno, J. M., Gozalo, P. L., Mitchell, S. L., Kuo, S., Rhodes, R. L., Bynum, J. P. et al. (2012). Does feeding tube insertion and its timing improve survival? *Journal of the American Geriatrics Society, 60* (10), 1918–1921.

Ticinesi, A., Nouvenne, A., Lauretani, F., Prati, B., Cerundolo, N., Maggio, M. et al. (2016). Survival in older adults with dementia and eating problems. To PEG or not to PEG? *Clinical nutrition (Edinburgh, Scotland), 35* (6), 1512–1516.

Warnecke, T. & Dziewas, R. (2013). *Neurogene Dysphagien. Diagnostik und Therapie. Stuttgart:* Kohlhammer.

Weßling, H. (2018). Kritik an der evidenzbasierten Praxis - Demarkation und "Reflexion im Handeln" als Wege der Erneuerung. In R. Haring & J. Siegmüller (Hrsg.), *Evidenzbasierte Praxis in den Gesundheitsberufen* (S. 5–86). Berlin, Heidelberg: Springer.

WHO (2005). *Internationale Klassifikation der Funktionsfähigkeit, Behinderung und Gesundheit (ICF). DIMDI: Deutsches Institut für Medizinische Dokumentation und Information.* (World Health Organisation, Hrsg.). Genf. Zugriff am 08.04.2018, von https://www.dimdi.de/dynamic/de/klassi/icf/kodesuche/onlinefassungen/icfhtml2005/index.htm.

WHO (2018). *Internationale statistische Klassifikation der Krankheiten und verwandter Gesundheitsprobleme (ICD-10). DIMDI: Deutsches Institut für Medizinische Dokumentation und Information.* (10. Revision German Modification Version 2018). Zugriff am 08.04.2018, von https://www.dimdi.de/static/de/klassi/icd-10-gm/kodesuche/onlinefassungen/htmlgm2018/.

Winterholler, C. (2015). Logopädie in der Palliativmedizin oder Palliative Logopädie? *Forum Logopädie, 29* (6), 32–37.

Wirth, R. & Dziewas, R. (2017). Neurogene Dysphagie. *Der Internist, 58* (2), 132–140.

Wirth, R., Dziewas, R., Beck, A. M., Clave, P., Hamdy, S., Heppner, H. J. et al. (2015). Oropharyngeal dysphgia in older persons-from pathophysiology to adequate intervention:. a review und summery of an international expert meeting. *Clinical Interventions in Aging, 10,* 1–20.

Wirth, R., Streicher, M., Smoliner, C., Kolb, C., Hiesmayr, M., Thiem, U. et al. (2016). The impact of weight loss and low BMI on mortality of nursing home residents - Results from the nutritionDay in nursing homes. *Clinical nutrition, 35* (4), 900–906.

Ziegler, A., Antes, G. & König, I. (2010). Bevorzugte Report Items für systematische Übersichten und Meta-Analysen. Das PRISMA-Statement. *DMW - Deutsche Medizinische Wochenschrift,* 08, e9-e15.

Anhang

Tabelle 5: Datenbanken mit Suchsyntax

Datenbanken	Suchsyntax
PubMed	Alzheimer's Disease AND Dysphagia Alzheimer's Disease AND Dysphagia AND Intervention Alzheimer's Disease AND Dysphagia AND therapy Alzheimer's Disease AND Dysphagia AND feeding methods Alzheimer's Disease AND Dysphagia AND food Alzheimer's Disease AND Dysphagia AND eating
Cochrane Central	Alzheimer's Disease AND Dysphagia Alzheimer's Disease AND Dysphagia AND Intervention Alzheimer's Disease AND Dysphagia AND therapy Alzheimer's Disease AND Dysphagia AND feeding methods Alzheimer's Disease AND Dysphagia AND food Alzheimer's Disease AND Dysphagia AND eating
Cinahl	Alzheimer's Disease AND Dysphagia/ swallowing disorder/ deglutition Alzheimer's Disease AND Dysphagia/ swallowing disorder/ deglutition AND Intervention/ treatment/ therapy/ strategy Alzheimer's Disease AND Dysphagia/ swallowing disorder/ deglutition AND feeding Alzheimer's Disease AND Dysphagia/ swallowing disorder/ deglutition AND food Alzheimer's Disease AND Dysphagia/ swallowing disorder/ deglutition AND eating
ZB MED/ LIVIVO	Alzheimer's Disease AND Dysphagia/ swallowing disorder/ deglutition Alzheimer's Disease AND Dysphagia/ swallowing disorder/ deglutition AND Intervention/ therapy Alzheimer's Disease AND Dysphagia/ swallowing disorder/ deglutition AND feeding Alzheimer's Disease AND Dysphagia/ swallowing disorder/ deglutition AND food Alzheimer's Disease AND Dysphagia/ swallowing disorder/ deglutition AND eating

https://doi.org/10.2478/9783110644166-007

Tabelle 6: Studienübersicht und Ergebnisse

	Intervention, Diagnostik	Impact Factor (1-5 J.)	Studientyp	Evidenz-Level (EBM 2009)	Probandenanzahl (n)	Outcome
Bautmans 2008	Cervical mobilisation	2	RCT-Cross-Over, Interventionsstudie	2	15	Reduktion der schluckbezogenen Gesundheitsrisiken durch HWS-Mobilisierung
Chen 2015	Feeding Intervention	1,2	Prospektiv Kohorteninterventionsstudie, quantitativ beobachtend	4	30	Reduktion von schluckbezogenen Gesundheitsrisiken durch Essintervention
Sato 2014	Daily feeding	2,3	Vergleichende Kohortenstudie, quantitativ beobachtend	3	155	Prädiktor der orale Spülfähigkeit im alltäglichen Kontext
Suh 2009	Diagnostik Dysphagie bei AD vs. VaD	2,3	Retrospektive Vergleichsstudie, Diagnostik AD vs. VaD	3	49, 15/34	Spezifische Schlucksymptome als Voraussetzung für Dysphagietherapie
Tang 2017	Intervention, NMSE+EMG	1,8	Prospektive, vergleichende Interventionsstudie	3	103, 50/53	Reduktion der schluckbezogenen Gesundheitsrisiken durch NMSE-EMG
Ticinesi 2016	PEG vs. orale Kost	4,9	Prospektive Beobachtungsstudie	4	184	Orale Ernährung erhöht die Überlebensrate gegenüber PEG bei AD mit Dysphagie

Tabelle 8: Suchstrategie in der Datenbank PubMed

Daten-bank: Cochrane Central	Suchsyntax (AND)	Treffer gesamt	Filter: Clin. Trials	Filter: 10 Jahre	Stichwörter Titel	Hand-auslese	Autor	Abstract	Relevante Studien
	Alzheimer's Disease Dysphagia	16	11		3	2	Ticinesi Bautmans	1 1	1
	Alzheimer's Disease Dysphagia Intervention	7	2		2	0			
	Alzheimer's Disease Dysphagia therapy	12	8		4	1	Ticinesi		
	Alzheimer's Disease Dysphagia feeding methods	5	1		1	0			
	Alzheimer's Disease Dysphagia food	6	2		0	0			
	Alzheimer's Disease Dysphagia eating	6	2		1	1	Ticinesi		
	Summe:	52				4	Summe:	2	1

Summe aller verwertbaren Studien aus 4 Datenbanken= **15, davon 8 Dopplungen** = 6 **ausgewählte Studien**

Tabelle 9: Suchstrategie in der Datenbank Cochrane Central

Datenbank: Cochrane Central	Suchsyntax (AND)	Treffer gesamt	Filter: Clin. Trials	Filter: 10 Jahre	Stichwörter Titel	Handauslese	Autor	Abstract	Relevante Studien
	Alzheimer's Disease Dysphagia	16	11		3	2	Ticinesi Bautmans	1 1	1
	Alzheimer's Disease Dysphagia Intervention	7	2		2	0			
	Alzheimer's Disease Dysphagia therapy	12	8		4	1	Ticinesi		
	Alzheimer's Disease Dysphagia feeding methods	5	1		1	0			
	Alzheimer's Disease Dysphagia food	6	2		0	0			
	Alzheimer's Disease Dysphagia eating	6	2		1	1	Ticinesi		
	Summe:	52				4	Summe:	2	1

Summe aller verwertbaren Studien aus 4 Datenbanken= **15**, davon 8 Dopplungen = 6 **ausgewählte Studien**

Tabelle 10: Suchstrategie in der Datenbank Cinahl

Daten-bank: Cinahl	Suchsyntax (AND)	Treffer gesamt	Filter: Clin. Trials	Filter: 10 Jahre	Stichwörter Titel	Hand-aus-lese	Autor	Abstract	Relevante Studien
	Alzheimer's Disease Dysphagia/ swallowing disorder/ deglutition	18	14	9	1	1	Bautmans	1	
	Alzheimer's Disease Dysphagia swallowing disorder/ deglutition Intervention/treatment/ therapy/ strategy	9	5	5	1	1	Bautmans		
	Alzheimer's Disease Dysphagia swallowing disorder/ deglutition feeding	6	3	3	2	2	Sato Parker	1 nicht relevant	
	Alzheimer's Disease Dysphagia swallowing disorder/ deglutition food	4	3	3	1	1	Kyle	nicht relevant	
	Alzheimer's Disease Dysphagia swallowing disorder/ deglutition eating	8	7	7	4	4	Sato Kyle Edahiro 1 Parker	nicht relevant nicht relevant nicht relevant	
	Summe:	45				9	Summe:	2	0

Tabelle 11: Suchstrategie in der Datenbank ZB MED/ LIVIVO

ZB MED/ LIVIVO Suchsyntax (AND)	Treffer gesamt	Filter: Medicine	Artikel	Stichwörter Titel	Hand-auslese	Autor	Relevante Abstract	Studien
Alzheimer's Disease Dysphagia/ swallowing disorder/ deglutition	52	37	35	5	2	Tang Kyle	1 nicht zugänglich	1
Alzheimer's Disease Dysphagia swallowing disorder/ deglutition Intervention/ therapy	9			1	1	Chen	1	
Alzheimer's Disease Dysphagia swallowing disorder/ deglutition feeding	11		11	3	3	Chen Sato Edahiro 1	1 nicht relevant	
Alzheimer's Disease Dysphagia swallowing disorder/ deglutition food	15		14	3	3	Chen Sato Kyle	nicht relevant	
Alzheimer's Disease Dysphagia swallowing disorder/ deglutition eating	11		10	4	4	Chen Sato Edahiro 1 Kyle	nicht relevant nicht relevant	
Summe:	98				13	Summe:	3	1

Tabelle 12: CONSORT-Statement 2010 – alle Studien

	Checkliste	CONSORT-Statement 2010	In Anlehnung an Leonhart & Voigt-Radloff, 2007						
			Inkludierte Studien: 6						
Nr.	Aspekt	Details	Bautmans	Chen	Sato	Suh	Tang	Ticinesi	
1	Titel und Zusammenfassung:								Σ
1a		Kennzeichnung im Titel als randomisierte Studie	1						1
1b		Strukturierte Zusammenfassung von Studiendesign, Methoden, Resultaten und Schlussfolgerungen (siehe auch CONSORT für Abstracts)	1	1	1	1	1	1	6
2	Einleitung								
2a	Hintergrund und Ziele	Wissenschaftlicher Hintergrund und Begründung der Studie	1	1	1	1	1	1	6
2b		Genaue Fragestellung oder Hypothesen	1	1	1	1	1	1	6
3	Methoden								
3a	Studiendesign	Beschreibung des Studiendesigns (zum Beispiel. parallel, faktoriell), einschließlich Zuteilungsverhältnis der Patienten zu den Gruppen	1	1	1	1	1	1	6
3b		Wichtige Änderungen der Methoden nach Studienbeginn (z. B. Eignungskriterien) mit Gründen							
4a	Probanden / Patienten	Eignungskriterien der Probanden/Patienten	1	1	1	1	1	1	6
4b		Umgebung und Ort der Studiendurchführung		1	1	1	1	1	5
5	Intervention / Behandlung	Durchgeführte Interventionen in jeder Gruppe mit präzisen Details, einschließlich wie und wann die Interventionen durchgeführt wurden, um eine Replikation der Studie zu ermöglichen	1	1	1	1	1	1	6
6a	Endpunkte	Vollständig definierte, primäre und sekundäre Endpunkte (früher „Zielkriterien" genannt), einschließlich wie und wann sie erhoben wurden	1	1	1	1	1	1	6
6b		Änderungen der Endpunkte nach Studienbeginn mit Angabe der Gründe						1	1
7a	Fallzahlbestimmung	Wie wurde die Fallzahl berechnet?	1	1	1	1	1	1	6
7b		Falls zutreffend, Erklärung aller Zwischenanalysen und Abbruchkriterien						1	1

8	**Randomisie-rung**								
8a	Erzeugung der Behandlungs-folge	Methode zur Generierung der Zufallszu-teilung							
8b		Art der Randomisierung; Details jedweder Restriktionen (z. B. Blockbildung, Blockgröße)	1						1
9	Mechanismen der Geheimhaltung der Behandlungsfolge	Mechanismen zur Umsetzung der Zuteilungssequenz (z. B. sequenziell nummerierte Behälter) und Beschreibung aller Schritte zur Geheimhaltung der Sequenz bis zur Interventionszuordnung	1						1
10	Durchführung	Wer führte die Zufallszuteilung durch, wer nahm die Teilnehmer in die Studie auf und wer teilte die Teilnehmer den Interventionen zu							
11a	Verblindung	Falls durchgeführt, wer war bei der Interventionszuordnung verblindet? (z. B. Teilnehmer, Ärzte, Therapeuten, diejenigen, die die Endpunkte beurteilten)	1						1
11b		Falls relevant, Beschreibung der Ähnlichkeit der Interventionen _							
12a	Statistische Methoden	Statistische Methoden, die zum Vergleich der Gruppen hinsichtlich primärer und sekundärer Endpunkte eingesetzt wurden	1	1	1	1	1	1	6
12b		Methoden, die für zusätzliche Analysen eingesetzt wurden, wie Subgruppenanalysen, adjustierte Analysen				1		1	2
13	**Ergebnisse**								
13a	Ein- und Ausschlüsse, (Flussdiagramm wird dringend empfohlen)	Für jede Gruppe Anzahl der Studienteilnehmer, die randomisiert zugeteilt wurden, die die geplante Intervention erhielten und die hinsichtlich des primären Endpunkts analysiert wurden	1					1	2
13b		Für jede Gruppe Zahl der Studienausscheider und Ausschlüsse nach Randomisierung mit Angabe von Gründen	1						1
14a	Aufnahme/ Rekrutierung	Zeitraum der Rekrutierung und Nachbeobachtung			1	1	1	1	4
14b		Warum die Studie endete oder gestoppt wurde							
15	Patientencharakteristika zu Studienbeginn (baseline data)	Eine Tabelle demographischer und klinischer Charakteristika für jede Gruppe	1	1		1	1	1	5

16	Anzahl der ausgewerteten Probanden/ Patienten	Für jede Gruppe, Anzahl der Teilnehmer, die in die Analyse eingeschlossen wurde und Angabe, ob diese der Anzahl der ursprünglich zugeteilten Gruppen entsprach	1	1	1	1	1	1	6
17 a	Ergebnisse und Schätzmethoden	Für jeden primären und sekundären Endpunkt Ergebnisse für jede Gruppe und die geschätzte Effektgröße sowie ihre Präzision (z. B. 95 % Konfidenzintervall)	1	1	1	1	1	1	6
17 b		Für binäre Endpunkte wird empfohlen, sowohl die absoluten als auch die relativen Effektgrößen anzugeben							
18	Zusätzliche Analysen	Resultate von weiteren Analysen, einschließlich Subgruppenanalysen und adjustierten Analysen mit Angabe, ob diese präspezifiziert oder exploratorisch durchgeführt wurden							
19	Schaden	Alle wichtigen Schäden (früher „unerwünschte Wirkungen" genannt) innerhalb jeder Gruppe (siehe auch CONSORT für Schäden (harm))		1				1	2
20	**Diskussion**								
20	Limitierungen	Studienlimitierungen mit Angabe zu potentieller Verzerrung, fehlender Präzision und, falls relevant, Multiplizität von Analysen	1	1	1	1		1	5
21	Generalisierbarkeit	Generalisierbarkeit (externe Validität, Anwendbarkeit) der Studienergebnisse	1	1	1	1	1	1	6
22	Interpretation	Interpretation konsistent mit den Ergebnissen, Abwägung des Nutzens und Schadens, Berücksichtigung anderer relevanter Evidenz	1	1	1	1	1	1	6
23	**Andere Information**								
23	Registrierung	Registrierungsnummer und Name des Studienregisters		1	1				2
24	Protokoll	Wo das vollständige Protokoll eingesehen werden kann, falls verfügbar	1	1	1	1	1	1	6
25	Finanzierung Limitierungen	Quellen der Finanzierung und anderer Unterstützung (wie Lieferung von Medikamenten), Rolle des Geldgebers		1				1	2
			22	20	21	18	17	22	x-quer = 20

Tabelle 13: Studienübersicht und Einordnung in Evidenzlevel

	Intervention/ Diagnostik	Borgetto 2016, Quantitative experimentelle Studie	Borgetto 2016, Quantitative Beobachtungsstudie	Borgetto 2016, Qualitative experimentelle Studie	Borgetto 2016, Qualitative Beobachtungsstudie	Borgetto 2016, Level	Centre of EBM, 2009	Scherfer, 2001
Bautmans	RCT Cross-over Interventionsgruppe, Kontrollgruppe, cervikal Mobilisation	ja				2	2	2
Chen	Prosp. Kohorte, Intervent., Self-controll, pre-post, 3 Mt., 30 AD		ja			4	4	4
Sato	Korrelationsstudie, Identifizieren von Schluckfaktoren bei Dysphagie, 155 AD-Patienten		ja			3	3	4
Suh	Retrospektive Vergleichsstudie, Diagnostik AD-VaD			ja		3	3	4
Tang	Prospektive vergleichende Interventions-studie NMES+EMG vs. DT, CCT	ja				3	3	3
Ticinesi	Prospektive beobachtende vergleichende Kohortenstudie, Nachuntersuchung nach 18 Mt., Regressionsmodell, PEG/ non-PEG		ja			3	4	4

Tabelle 14: Studien 1, Bautmans 2008

	Checkliste	CONSORT-Statement 2010		In Anlehnung an Leonhart & Voigt-Radloff, 2007
	Bewertete Studie:	Erster Autor/Jahr: Bautmans 2008		Titel: Dysphagia in elderly nursing home residents with server cognitive impairment can be attenuated by cervical spine mobilization
Nr.	Aspekt	Details	+/- Seite	Beurteilung und Erläuterung.
1	Titel und Zusammenfassung:			
1a		Kennzeichnung im Titel als randomisierte Studie	+ 755	Randomized controlled trial with cross-over design; a comparative study.
1b		Strukturierte Zusammenfassung von Studiendesign, Methoden, Resultaten und Schlussfolgerungen (siehe auch CONSORT für Abstracts)	+ 755	Darstellung mit Ziel, Methode, Ergebnissen und Zusammenfassung. Studiendesign.
2	Einleitung			
2a	Hintergrund und Ziele	Wissenschaftlicher Hintergrund und Begründung der Studie	+ 755	Einleitung mit Beschreibung des wissenschaftlichen Hintergrundes.
2b		Genaue Fragestellung oder Hypothesen	+ 756	Ziel war es, die Durchführbarkeit und Wirkung von cervikaler Mobilisation auf die Schluckfähigkeit zu prüfen.
3	Methoden			
3a	Studiendesign	Beschreibung des Studiendesigns (z. B. parallel, faktoriell), einschließlich Zuteilungsverhältnis der Patienten zu den Gruppen	+ 756	Randomisierte kontrollierte Studie mit cross-over design; eine Vergleichsstudie.
3b		Wichtige Änderungen der Methoden nach Studienbeginn (z. B. Eignungskriterien) mit Gründen	-	
4a	Probanden / Patienten	Eignungskriterien der Probanden/Patienten	+ 756	Studienfähige Patienten N=451, Inklusion N=16, 2 Gruppen von je N=8.
4b		Umgebung und Ort der Studiendurchführung	-	
5	Intervention / Behandlung	Durchgeführte Interventionen in jeder Gruppe mit präzisen Details, einschließlich wie und wann die Interventionen durchgeführt wurden, um eine Replikation der Studie zu ermöglichen	+ 756	Sanfte passive HWS-Mobilisation, Therapeuten waren vertraut mit Patienten, keine Interferenzen mit anderen Behandlungen, Behandlung jeden zweiten Tag für 20 Minuten. Kontrollgruppe wurde zum gleichen Zeitpunkt am gleichen Ort gesellig unterhalten ohne Behandlung.

6a	Endpunkte	Vollständig definierte, primäre und sekundäre Endpunkte (früher „Zielkriterien" genannt), einschließlich wie und wann sie erhoben wurden	+ 756	Dysphagielimit (maximaler Bolus von Wasser für einen Schluck) nach 1 Behandlung und nach 1 Woche (3 Behandlungen). Machbarkeit der Mobilisation bei der Patientengruppe. Elektrophysiologische Evaluation.
6b		Änderungen der Endpunkte nach Studienbeginn mit Angabe der Gründe	-	
7a	Fallzahlbestimmung	Wie wurde die Fallzahl berechnet?	+ 756	16 Patienten nach Vorgabe von Einschluss und Ausschlusskriterien.
7b		Falls zutreffend, Erklärung aller Zwischenanalysen und Abbruchkriterien	-	
8	**Randomisierung**			
8a	Erzeugung der Behandlungsfolge	Methode zur Generierung der Zufallszuteilung	-	Methode wird nicht erwähnt.
8b		Art der Randomisierung; Details jedweder Restriktionen (z. B. Blockbildung, Blockgröße)	+ 756/ 757	Jede Gruppe war sich selbst die eigene Kontrollgruppe.
9	Mechanismen der Geheimhaltung der Behandlungsfolge	Mechanismen zur Umsetzung der Zuteilungssequenz (z. B. sequenziell nummerierte Behälter) und Beschreibung aller Schritte zur Geheimhaltung der Sequenz bis zur Interventionszuordnung	+ 756	Lediglich Beschreibung einer randomisierten Aufteilung in zwei Gruppen, Behandlungsgruppe und Kontrollgruppe.
10	Durchführung	Wer führte die Zufallszuteilung durch, wer nahm die Teilnehmer in die Studie auf und wer teilte die Teilnehmer den Interventionen zu	-	
11a	Verblindung	Falls durchgeführt, wer war bei der Interventionszuordnung verblindet? (z. B. Teilnehmer, Ärzte, Therapeuten, diejenigen, die die Endpunkte beurteilten)	+ 757	Unabhängige Prüfer waren nicht in Behandlung involviert und war gegenüber der Gruppenaufgabe und der Behandlung bei der Schluckprüfung verblindet.
11b		Falls relevant, Beschreibung der Ähnlichkeit der Interventionen _	-	
12a	Statistische Methoden	Statistische Methoden, die zum Vergleich der Gruppen hinsichtlich primärer und sekundärer Endpunkte eingesetzt wurden	+ 757/ 758	SPSS, Median und Perzentile, Ordinalskala Mann-Whitney Test für den Gruppenvergleich bei Baseline. Wilcoxon-Rang-Test für Entwicklung der Veränderung in der Zeit. Signifikanzauswertung mit T-Test p. 0,05 2-seitig.

12b		Methoden, die für zusätzliche Analysen eingesetzt wurden, wie Subgruppenanalysen, adjustierte Analysen	-	
13	**Ergebnisse**			
13a	Ein- und Ausschlüsse (ein Flussdiagramm wird dringend empfohlen)	Für jede Gruppe Anzahl der Studienteilnehmer, die randomisiert zugeteilt wurden, die die geplante Intervention erhielten und die hinsichtlich des primären Endpunkts analysiert wurden	+ 758	Einschluss: schwere Alzheimer-Krankheit, HWS-Dyskinese, Dysphagie, Alter ≥65 Jahre. Ausschluss: keine weiteren zentralnervösen Erkrankungen. Keine akuten Erkrankungen.
613b	Aufnahme/Rekrutierung	Für jede Gruppe Zahl der Studienausscheider und Ausschlüsse nach Randomisierung mit Angabe von Gründen	+ 758	In Gruppe 2 wurde eine Patientin krank nach der Randomisierung und vor dem Behandlungsbeginn. In Gruppe 1 verblieben N= 8 und in Gruppe 2 verblieben N= 7.
14a	Aufnahme/Rekrutierung	Zeitraum der Rekrutierung und Nachbeobachtung	-	
14b		Zeitraum der Rekrutierung und Nachbeobachtung	-	
15	Patientencharakteristika zu Studienbeginn (baseline data)	Eine Tabelle demographischer und klinischer Charakteristika für jede Gruppe	+ 758	Beide Gruppen werden nach Geschlecht getrennt in einer Tabelle gelistet. Basisdaten, fünf Testverfahren. Dazu werden allgemeine und Hals-Nackenkrankheiten beschrieben.
16	Anzahl der ausgewerteten Probanden/ Patienten	Für jede Gruppe, Anzahl der Teilnehmer, die in die Analyse eingeschlossen wurde und Angabe, ob diese der Anzahl der ursprünglich zugeteilten Gruppen entsprach	+ 758	100 % der Teilnehmer konnten die erste Behandlung erfolgreich durchlaufen. Ab der zweiten Behandlung: 5 Sitzungen in der follow-up Session mussten abgebrochen werden, 3 Sitzungen wegen Feindseligkeit und 2 Sitzungen wegen Krankheit.
17a	Ergebnisse und Schätzmethoden	Für jeden primären und sekundären Endpunkt Ergebnisse für jede Gruppe und die geschätzte Effektgröße sowie ihre Präzision (z. B. 95 % Konfidenzintervall)	+ 758	90 % Patienten konnten die Mobilisation durchführen (Machbarkeit). Die Schluckgrenze vergrößerte sich signifikant nach einer Behandlung und nach einer Woche. Der Aspekt Auswirkungen der HWS-Mobilisation auf Haltung, Nahrungsaufnahme und Körperveränderung wurden nicht bewertet.
17b		Für binäre Endpunkte wird empfohlen, sowohl die absoluten als auch die relativen Effektgrößen anzugeben	-	
18	Zusätzliche Analysen	Resultate von weiteren Analysen, einschließlich Subgruppenanalysen und adjustierten Analysen mit Angabe, ob diese präspezifiziert oder explorativ durchgeführt wurden	-	

19	Schaden	Alle wichtigen Schäden (früher „unerwünschte Wirkungen" genannt) innerhalb jeder Gruppe (siehe auch CONSORT für Schäden (harm))	-	Lokale Ethikkommission genehmigte die Studie. Ab der zweiten Behandlung: 5 Sitzungen in der follow-up Session mussten abgebrochen werden, 3 Sitzungen wegen Feindseligkeit und 2 Sitzungen wegen Krankheit.
20	**Diskussion**			
20	Limitierungen	Studienlimitierungen mit Angabe zu potentieller Verzerrung, fehlender Präzision und, falls relevant, Multiplizität von Analysen	+ 759	Kleine Stichprobe, kurze Interventionszeitraum, eine einzige Einrichtung, keine Messung der Mobilisation mit Auswirkung auf die Haltung, die Nahrungsaufnahme und die Körperveränderung.
21	Generalisierbarkeit	Generalisierbarkeit (externe Validität, Anwendbarkeit) der Studienergebnisse	+ 759	Die Studie hat keinen Anspruch auf Generalisierbarkeit wegen der kleinen Gruppengröße und der kurzen Interventionszeit.
22	Interpretation	Interpretation konsistent mit den Ergebnissen, Abwägung des Nutzens und Schadens, Berücksichtigung anderer relevanter Evidenz	+ 759	Begrenzter Lerneffekt, längerer Follow-up Zeitraum wünschenswert, Nutzen-Schaden-Balance.
23	**Andere Information**			
23	Registrierung	Registrierungsnummer und Name des Studienregisters		
24	Protokoll	Wo das vollständige Protokoll eingesehen werden kann, falls verfügbar	+ 755	Ivan Bautmans, Frailty in Ageing Research Group, Vrije University Brüssel, Belgium.
25	Finanzierung, Limitierungen	Quellen der Finanzierung und anderer Unterstützung (wie Lieferung von Medikamenten), Rolle des Geldgebers	-	

Tabelle 15: Studien 2, Chen 2015

	Checkliste	CONSORT-Statement 2010		In Anlehnung an Leonhart & Voigt-Radloff, 2007
	Bewertete Studie:	Erster Autor/ Jahr: Chen 2015		Titel: Effects of a feeding intervention in patients with Alzheimer's disease and dysphagia.
Nr.	Aspekt	Details	+/- Seite	Beurteilung und Erläuterung
1	Titel und Zusammenfassung:			
1a		Kennzeichnung im Titel als randomisierte Studie	-	
1b		Strukturierte Zusammenfassung von Studiendesign, Methoden, Resultaten und Schlussfolgerungen (siehe auch CONSORT für Abstracts)	+ 699	Beschreibung der Ziele, Design, Methoden, Ergebnisse, Schlussfolgerungen und Praxisrelevanz.
2	Einleitung			
2a	Hintergrund und Ziele	Wissenschaftlicher Hintergrund und Begründung der Studie	+ 700	Genaue Beschreibung der Hintergründe von Alzheimer's Disease (AD), Dysphagie, Essproblemen und Ernährung.
2b		Genaue Fragestellung oder Hypothesen	+ 700	Essverhalten und Ernährungszustand von Patienten mit AD mit Dysphagie in Pflegeheimen können profitieren von einer Essbegleitung bei Konzentration auf Umgebung, Interaktion, Essstrategien mit Füttermerkmalen bei Pflegepersonal und Essverhalten bei Patienten.
3	Methoden			
3a	Studiendesign	Beschreibung des Studiendesigns (z. B. parallel, faktoriell), einschließlich Zuteilungsverhältnis der Patienten zu den Gruppen	+ 701	Prospektive Kohortenstudie im Vorher-Nachher-Design.
3b		Wichtige Änderungen der Methoden nach Studienbeginn (z. B. Eignungskriterien) mit Gründen	-	
4a	Probanden / Patienten	Eignungskriterien der Probanden/Patienten	+ 700	Einschluss: Alzheimer's Disease, Dysphagia, selbständige Nahrungsaufnahme, +60 Jahre, Ethikantrag „Informed Consent". Ausschluss: Lungenentzündung, weitere schwere Erkrankungen, aktuelle Erkrankungen, Magensonde (PEG).
4b		Umgebung und Ort der Studiendurchführung	+ 700	Nursing home in Fuzhou, China.

5	Intervention / Behandlung	Durchgeführte Interventionen in jeder Gruppe mit präzisen Details, einschließlich wie und wann die Interventionen durchgeführt wurden, um eine Replikation der Studie zu ermöglichen	+ 701/ 702	Drei-monatige Essintervention von ausgebildeten Krankenschwestern.
6a	Endpunkte	Vollständig definierte, primäre und sekundäre Endpunkte (früher „Zielkriterien" genannt), einschließlich wie und wann sie erhoben wurden	+ 704	Oktober bis Dezember 2013.
6b		Änderungen der Endpunkte nach Studienbeginn mit Angabe der Gründe	-	
7a	Fallzahlbestimmung	Wie wurde die Fallzahl berechnet?	+ 704	30 Heimbewohner mit Alzheimer's Disease und Dysphagie.
7b		Falls zutreffend, Erklärung aller Zwischenanalysen und Abbruchkriterien		
8	**Randomisierung**			
8a	Erzeugung der Behandlungsfolge	Methode zur Generierung der Zufallszuteilung	-	
8b		Art der Randomisierung; Details jedweder Restriktionen (z. B. Blockbildung, Blockgröße)	-	
9	Mechanismen der Geheimhaltung der Behandlungsfolge	Mechanismen zur Umsetzung der Zuteilungssequenz (z. B. sequenziell nummerierte Behälter) und Beschreibung aller Schritte zur Geheimhaltung der Sequenz bis zur Interventionszuordnung	-	
10	Durchführung	Wer führte die Zufallszuteilung durch, wer nahm die Teilnehmer in die Studie auf und wer teilte die Teilnehmer den Interventionen zu	-	
11a	Verblindung	Falls durchgeführt, wer war bei der Interventionszuordnung verblindet? (z. B. Teilnehmer, Ärzte, Therapeuten, diejenigen, die die Endpunkte beurteilten)	-	
11b		Falls relevant, Beschreibung der Ähnlichkeit der Interventionen _	-	
12a	Statistische Methoden	Statistische Methoden, die zum Vergleich der Gruppen hinsichtlich primärer und sekundärer Endpunkte eingesetzt wurden	+ 703	Kategorische und ordinale Variablen als Zahl oder Prozentsatz. Eventuell Verstoß gegen Normalverteilung. Kontinuierliche Variable als Median und Interquartile. Alle Variablen als Pre- und Post-Intervention. Nichtparametrischer Test für gepaarte Proben für den

				Vergleich. Wilcoxon-Test für kontinuierliche und kategoriale Variablen. McNemar-Test für kategoriale Variablen. Statistikprogramm SPSS.
12b		Methoden, die für zusätzliche Analysen eingesetzt wurden, wie Subgruppenanalysen, adjustierte Analysen	-	
13	**Ergebnisse**			
13a	Ein- und Ausschlüsse (ein Flussdiagramm wird dringend empfohlen)	Für jede Gruppe Anzahl der Studienteilnehmer, die randomisiert zugeteilt wurden, die die geplante Intervention erhielten und die hinsichtlich des primären Endpunkts analysiert wurden	-	
13b	Aufnahme/Rekrutierung	Für jede Gruppe Zahl der Studienausscheider und Ausschlüsse nach Randomisierung mit Angabe von Gründen	-	
14a	Aufnahme/Rekrutierung	Zeitraum der Rekrutierung und Nachbeobachtung	-	
14b		Warum die Studie endete oder gestoppt wurde	-	
15	Patientencharakteristika zu Studienbeginn (baseline data)	Eine Tabelle demographischer und klinischer Charakteristika für jede Gruppe	+ 700	17 Männer und 13 Frauen mit einem Durchschnittsalter von 82,4 ±6,79 Jahre aus einem Pflegeheim in Fuzhou.
16	Anzahl der ausgewerteten Probanden/ Patienten	Für jede Gruppe, Anzahl der Teilnehmer, die in die Analyse eingeschlossen wurde und Angabe, ob diese der Anzahl der ursprünglich zugeteilten Gruppen entsprach	+ 703	Alle Patienten wurden ausgewertet.
17a	Ergebnisse und Schätzmethoden	Für jeden primären und sekundären Endpunkt Ergebnisse für jede Gruppe und die geschätzte Effektgröße sowie ihre Präzision (z. B. 95 % Konfidenzintervall)	+ 703/ 704	Nahrungsaufnahmemenge, Selbstständiges Essen, Wasser-Schlucktest, Edinburgh Feeding Evaluation in Alzheimer Questionaire, Oberarmumfang, Hautfaltentest, Serum-Albumin-Test, Hämoglobin, Minimal Mental State Examination. Median, Interquatrile range, Wilcoxon signed rank test. McNemar Test. Signifikante Verbesserungen in allen Anwendungsbereichen außer Minimal Mental State Examination und selbständiges Essen.
17b		Für binäre Endpunkte wird empfohlen, sowohl die absoluten als auch die relativen Effektgrößen anzugeben	-	

18	Zusätzliche Analysen	Resultate von weiteren Analysen, einschließlich Subgruppenanalysen und adjustierten Analysen mit Angabe, ob diese präspezifiziert oder exploratorisch durchgeführt wurden	-	
19	Schaden	Alle wichtigen Schäden (früher „unerwünschte Wirkungen" genannt) innerhalb jeder Gruppe (siehe auch CONSORT für Schäden (harm))	+ 700	Alle Patienten unterschrieben ein Informed-Consent Protokoll. Keine Schäden.
20	**Diskussion**			
20	Limitierungen	Studienlimitierungen mit Angabe zu potentieller Verzerrung, fehlender Präzision und, falls relevant, Multiplizität von Analysen	+ 705	Kleine Probandengruppe, kurzer Testzeitraum, nicht repräsentative Gruppe von Alzheimer-Patienten mit Dysphagie, nur aus einer Einrichtung. Alles kann zu Verzerrungen führen.
21	Generalisierbarkeit	Generalisierbarkeit (externe Validität, Anwendbarkeit) der Studienergebnisse	+ 705	Kann nicht generalisiert werden, dafür ist eine größere, multizentrische prospektive Studie mit längerer Anwendungsdauer nötig.
22	Interpretation	Interpretation konsistent mit den Ergebnissen, Abwägung des Nutzens und Schadens, Berücksichtigung anderer relevanter Evidenz	+ 705	Ernährungsprogramm für Pflegekräfte als auch für Patienten. Konsistente Ergebnisse. Der Nutzen übersteigt die Einschränkungen deutlich.
23	**Andere Information**			
23	Registrierung	Registrierungsnummer und Name des Studienregisters	+ 700	Study-Protocol: IRB No.: K2014-LW-011.
24	Protokoll	Wo das vollständige Protokoll eingesehen werden kann, falls verfügbar	+ 699	Hong Li, Prof. of Nursing, Fujian Provincial Hospital Fuzhou City, China.
25	Finanzierung, Limitierungen	Quellen der Finanzierung und anderer Unterstützung (wie Lieferung von Medikamenten), Rolle des Geldgebers	-	

Tabelle 16: Studien 3, Sato 2014

	Checkliste	CONSORT-Statement 2010		In Anlehnung an Leonhart & Voigt-Radloff, 2007
	Bewertete Studie:	**Erster Autor/ Jahr: Sato 2014**		**Titel: Detecting signs of dysphagia in patients with Alzheimer's disease with oral feeding on daily life.**
Nr.	Aspekt	Details	+/ - Seite	Beurteilung und Erläuterung
1	Titel und Zusammenfassung:			
1a		Kennzeichnung im Titel als randomisierte Studie	-	
1b		Strukturierte Zusammenfassung von Studiendesign, Methoden, Resultaten und Schlussfolgerungen (siehe auch CONSORT für Abstracts)	+ 549	Evaluation einer Kohorte mit Ziel, Methoden, Resultaten, Zusammenfassung.
2	Einleitung			
2a	Hintergrund und Ziele	Wissenschaftlicher Hintergrund und Begründung der Studie	+ 549/ 550	Theoretischer Hintergrund mit Begründung.
2b		Genaue Fragestellung oder Hypothesen	+ 550	Wie kann Dysphagie bei AD im Alltag erkannt werden?
3	Methoden			
3a	Studiendesign	Beschreibung des Studiendesigns (z. B. parallel, faktoriell), einschließlich Zuteilungsverhältnis der Patienten zu den Gruppen	+ 550/ 551	Umfrage- und Statuserhebung von Krankenschwestern über Patienten mit AD und Dysphagie von verschiedenen Alltagsfähigkeiten.
3b		Wichtige Änderungen der Methoden nach Studienbeginn (z. B. Eignungskriterien) mit Gründen	-	
4a	Probanden / Patienten	Eignungskriterien der Probanden/Patienten	+ 550	Alzheimer-Krankheit, Dysphagia, modified water swallowing test, alle Fragen beantwortet durch Pflegepersonal.
4b		Umgebung und Ort der Studiendurchführung	+ 550	Krankenhäuser, Pflegeheime, Wohngruppen.
5	Intervention / Behandlung	Durchgeführte Interventionen in jeder Gruppe mit präzisen Details, einschließlich wie und wann die Interventionen durchgeführt wurden, um eine Replikation der Studie zu ermöglichen	+ 550/ 551	Tabellarische (Tab. 2+3) und deskriptive Darstellung der Intervention/ Befragung: Schluckfunktion, orale Status, orale Funktionen, Basisinformationen zur Person und Vitalfunktionstest, kognitiver und neurologischer Test, Nahrungsstatus, Nahrungsbezogenes Assessment.
6a	Endpunkte	Vollständig definierte, primäre und sekundäre Endpunkte (früher	+ 550/	Erhebung: Schluckfunktion (MWST), oraler Status (Residuen Zähne, Kieferschluss), orale

		„Zielkriterien" genannt), einschließlich wie und wann sie erhoben wurden	551	Funktionen (Lippen- und Zungenfunktion, Spülen und Gurgeln), Basisdaten und Vitalinformation (Alter, Geschlecht, Barthel-Index, Vitality Index), kognitive (MMST) und neurologische Symptome (CDR, Gliederkontraktion), Ernährungszustand (Body-Mass-Index, Serum-Albumin), Ernährungsrelevantes Assessment (Speichern, Füllen von Nahrung im Mund, Appetit, Kalorien-Intake).
6b		Änderungen der Endpunkte nach Studienbeginn mit Angabe der Gründe	-	
7a	Fallzahlbestimmung	Wie wurde die Fallzahl berechnet?	+ 550	Von 422 Patienten wurden nach Tests 155 Personen mit AD und Dysphagie inkludiert.
7b		Falls zutreffend, Erklärung aller Zwischenanalysen und Abbruchkriterien	-	
8	**Randomisierung**			
8a	Erzeugung der Behandlungsfolge	Methode zur Generierung der Zufallszuteilung	-	
8b		Art der Randomisierung; Details jedweder Restriktionen (z. B. Blockbildung, Blockgröße)	-	
9	Mechanismen der Geheimhaltung der Behandlungsfolge	Mechanismen zur Umsetzung der Zuteilungssequenz (z. B. sequenziell nummerierte Behälter) und Beschreibung aller Schritte zur Geheimhaltung der Sequenz bis zur Interventionszuordnung	-	
10	Durchführung	Wer führte die Zufallszuteilung durch, wer nahm die Teilnehmer in die Studie auf und wer teilte die Teilnehmer den Interventionen zu	-	
11a	Verblindung	Falls durchgeführt, wer war bei der Interventionszuordnung verblindet? (z. B. Teilnehmer, Ärzte, Therapeuten, diejenigen, die die Endpunkte beurteilten)	-	
11b		Falls relevant, Beschreibung der Ähnlichkeit der Interventionen	-	
12a	Statistische Methoden	Statistische Methoden, die zum Vergleich der Gruppen hinsichtlich primärer und sekundärer Endpunkte eingesetzt wurden	+ 551	SPSS Version 17, quantitative Daten und qualitative Datenanalyse mit T-Test, Multivarianzanalyse und logischer Regressionsanalyse.
12b		Methoden, die für zusätzliche Analysen eingesetzt wurden, wie	-	

		Subgruppenanalysen, adjustierte Analysen		
13	**Ergebnisse**			
13a	Ein- und Ausschlüsse (ein Flussdiagramm wird dringend empfohlen)	Für jede Gruppe Anzahl der Studienteilnehmer, die randomisiert zugeteilt wurden, die die geplante Intervention erhielten und die hinsichtlich des primären Endpunkts analysiert wurden	-	
13b	Aufnahme/Rekrutierung	Für jede Gruppe Zahl der Studienausscheider und Ausschlüsse nach Randomisierung mit Angabe von Gründen	-	
14a	Aufnahme/Rekrutierung	Zeitraum der Rekrutierung und Nachbeobachtung	+ 550	Januar - Februar 2011.
14b		Warum die Studie endete oder gestoppt wurde	-	
15	Patientencharakteristika zu Studienbeginn (baseline data)	Eine Tabelle demographischer und klinischer Charakteristika für jede Gruppe	-	
16	Anzahl der ausgewerteten Probanden/ Patienten	Für jede Gruppe, Anzahl der Teilnehmer, die in die Analyse eingeschlossen wurde und Angabe, ob diese der Anzahl der ursprünglich zugeteilten Gruppen entsprach	+ 550	Von 422 Patienten wurden nach Tests 155 Personen mit AD und Dysphagie inkludiert.
17a	Ergebnisse und Schätzmethoden	Für jeden primären und sekundären Endpunkt Ergebnisse für jede Gruppe und die geschätzte Effektgröße sowie ihre Präzision (z. B. 95 % Konfidenzintervall)	+ 552/ 553	Alle Gruppen sind in Tabelle 4 und 5 übersichtlich dargestellt: Alle Tests unterschieden nach leicht/ moderate AD und schwere AD. Schweregrad der Dysphagie steht im Zusammenhang mit Alter, BMI, Kieferschluss, Zungenfunktion, Spülen, Gurgeln und Gliedmaßenkontraktion. Die leichter/ moderater AD steht im Zusammenhang mit Schwierigkeiten beim Füllen des Mundes mit Nahrung. Die Ergebnisse aller Tests unterschieden nach Dysphagie und Nicht-Dysphagie. 5 Faktoren sind für Dysphagie relevant: Okklusion der Zähne, Zungenfunktion, Spülen, Gurgeln, Extremitäten Kontraktion.
17b		Für binäre Endpunkte wird empfohlen, sowohl die absoluten als auch die relativen Effektgrößen anzugeben	-	

18	Zusätzliche Analysen	Resultate von weiteren Analysen, einschließlich Subgruppenanalysen und adjustierten Analysen mit Angabe, ob diese präspezifiziert oder exploratorisch durchgeführt wurden	-	
19	Schaden	Alle wichtigen Schäden (früher „unerwünschte Wirkungen" genannt) innerhalb jeder Gruppe (siehe auch CONSORT für Schäden (harm))	-	
20	**Diskussion**			
20	Limitierungen	Studienlimitierungen mit Angabe zu potentieller Verzerrung, fehlender Präzision und, falls relevant, Multiplizität von Analysen	+ 554	Schwierigkeiten der Befragung bei schwerer AD, Einschränkung in der Befragung möglich; Videofluoroskopie spiegeln nicht immer alltägliche Funktionen wieder; Daher kann eine Dysphagie im Alltag auftreten, die in der VF nicht erkannt wurde.
21	Generalisierbarkeit	Generalisierbarkeit (externe Validität, Anwendbarkeit) der Studienergebnisse	+ 554	Regelmäßiges Beobachten von Spülfähigkeit.
22	Interpretation	Interpretation konsistent mit den Ergebnissen, Abwägung des Nutzens und Schadens, Berücksichtigung anderer relevanter Evidenz	+ 554	Interpretation spiegelt Ergebnisse wieder. Anzahl der Zähne wird kontrovers diskutiert. Es sind mehr Studien erforderlich um diese Wiedersprüche aufzuklären.
23	**Andere Information**			
23	Registrierung	Registrierungsnummer und Name des Studienregisters	+ 550	Ethics Committee of the Tokyo Metropolitan Institute of Gerontology (Ethische Clearance Number 44 vom 26.11.2010)
24	Protokoll	Wo das vollständige Protokoll eingesehen werden kann, falls verfügbar	+ 549	Korrespondenzadresse: Dr. Hirohiko Hirano DDS, Tokyo Metropolitan Geriatric Institut of Gerontology, Tokyo, Japan.
25	Finanzierung, Limitierungen	Quellen der Finanzierung und anderer Unterstützung (wie Lieferung von Medikamenten), Rolle des Geldgebers	+ 554	Ministerium für Gesundheit, Gesundheitsprojekt 2009.

Tabelle 17: Studien 4, Suh 2009

	Checkliste	CONSORT-Statement 2010		In Anlehnung an Leonhart & Voigt-Radloff, 2007
	Bewertete Studie:	Erster Autor/ Jahr: Suh 2009		Titel: Dysphagia in patients with dementia. Alzheimer versus Vascular.
Nr.	Aspekt	Details	+/- Seite	Beurteilung und Erläuterung
1	Titel und Zusammenfassung:			
1a		Kennzeichnung im Titel als randomisierte Studie	-	
1b		Strukturierte Zusammenfassung von Studiendesign, Methoden, Resultaten und Schlussfolgerungen (siehe auch CONSORT für Abstracts)	+ 178	Vergleichsstudie zweier Kohorten, Darstellung der Ziele, Methode, Ergebnisse, Zusammenfassung.
2	Einleitung			
2a	Hintergrund und Ziele	Wissenschaftlicher Hintergrund und Begründung der Studie	+ 178/ 179	Umfangreicher theoretischer Hintergrund mit Begründung.
2b		Genaue Fragestellung oder Hypothesen	+ 179	Identifizieren typischer Charakteristika des Schluckens von jedem Demenztyp (AD, VaD).
3	Methoden			
3a	Studiendesign	Beschreibung des Studiendesigns (z. B. parallel, faktoriell), einschließlich Zuteilungsverhältnis der Patienten zu den Gruppen	+ 179	Retrospektive Vergleichsstudie zweier Gruppen von Demenz mittels VF.
3b		Wichtige Änderungen der Methoden nach Studienbeginn (z. B. Eignungskriterien) mit Gründen	-	
4a	Probanden / Patienten	Eignungskriterien der Probanden/Patienten	+ 179	Einschluss: Alzheimer Disease oder Vascular Dementia, keine Begleiterscheinungen.
4b		Umgebung und Ort der Studiendurchführung	+ 178	Sprech-, Sprach- und Schluck-Klinik eines tertiären Schulungskrankenhauses in Korea.
5	Intervention / Behandlung	Durchgeführte Interventionen in jeder Gruppe mit präzisen Details, einschließlich wie und wann die Interventionen durchgeführt wurden, um eine Replikation der Studie zu ermöglichen	+ 179/ 180	Neurologische Tests und neuropsychologische Evaluation. Videofluoroskopie, Alter, Bildung, Demenztests: Gruppenunterschied Ad/ VaD nicht signifikant.
6a	Endpunkte	Vollständig definierte, primäre und sekundäre Endpunkte (früher „Zielkriterien" genannt), einschließlich wie und wann sie erhoben wurden	+ 179	Unterschied des Schluckens zwischen beiden Diagnosegruppen. VF mit oralen, pharyngealen und laryngealen Symptomen. 1997-2007.

6b		Änderungen der Endpunkte nach Studienbeginn mit Angabe der Gründe	-	
7a	Fallzahlbestimmung	Wie wurde die Fallzahl berechnet?	+ 180	15 AD-Patienten, 34 VaD-Patienten.
7b		Falls zutreffend, Erklärung aller Zwischenanalysen und Abbruchkriterien	-	
8	**Randomisierung**			
8a	Erzeugung der Behandlungsfolge	Methode zur Generierung der Zufallszuteilung	-	
8b		Art der Randomisierung; Details jedweder Restriktionen (z. B. Blockbildung, Blockgröße)	-	
9	Mechanismen der Geheimhaltung der Behandlungsfolge	Mechanismen zur Umsetzung der Zuteilungssequenz (z. B. sequenziell nummerierte Behälter) und Beschreibung aller Schritte zur Geheimhaltung der Sequenz bis zur Interventionszuordnung	-	
10	Durchführung	Wer führte die Zufallszuteilung durch, wer nahm die Teilnehmer in die Studie auf und wer teilte die Teilnehmer den Interventionen zu	-	
11a	Verblindung	Falls durchgeführt, wer war bei der Interventionszuordnung verblindet? (z. B. Teilnehmer, Ärzte, Therapeuten, diejenigen, die die Endpunkte beurteilten)	-	
11b		Falls relevant, Beschreibung der Ähnlichkeit der Interventionen _	-	
12a	Statistische Methoden	Statistische Methoden, die zum Vergleich der Gruppen hinsichtlich primärer und sekundärer Endpunkte eingesetzt wurden	+ 180	Interreliabilität zwischen 2 Untersuchern bei 10 % der Patienten war 95 %. Statistikprogramm SSPS mit Signifikanzmessung bezüglich oraler, pharyngealer und laryngealer Befunde bei beiden Demenzgruppen.
12b		Methoden, die für zusätzliche Analysen eingesetzt wurden, wie Subgruppenanalysen, adjustierte Analysen	+ 180	
13	**Ergebnisse**			
13a	Ein- und Ausschlüsse (ein Flussdiagramm wird dringend	Für jede Gruppe Anzahl der Studienteilnehmer, die randomisiert	-	

	empfohlen)	zugeteilt wurden, die die geplante Intervention erhielten und die hinsichtlich des primären Endpunkts analysiert wurden		
13b	Aufnahme/Rekrutierung	Für jede Gruppe Zahl der Studienausscheider und Ausschlüsse nach Randomisierung mit Angabe von Gründen	-	
14a	Aufnahme/Rekrutierung	Zeitraum der Rekrutierung und Nachbeobachtung	+ 179	1997-2007.
14b		Warum die Studie endete oder gestoppt wurde		
15	Patientencharakteristika zu Studienbeginn (baseline data)	Eine Tabelle demographischer und klinischer Charakteristika für jede Gruppe	+ 179	Signifikant vergleichbare Gruppen in Alter, Bildung, Demenzgrad, Händigkeit.
16	Anzahl der ausgewerteten Probanden/ Patienten	Für jede Gruppe, Anzahl der Teilnehmer, die in die Analyse eingeschlossen wurde und Angabe, ob diese der Anzahl der ursprünglich zugeteilten Gruppen entsprach	+ 180	49 Probanden, davon 15 AD und 34 VaD.
17a	Ergebnisse und Schätzmethoden	Für jeden primären und sekundären Endpunkt Ergebnisse für jede Gruppe und die geschätzte Effektgröße sowie ihre Präzision (z. B. 95 % Konfidenzintervall)	+ 180	Orale Transitzeit über 5 Sek. verzögert bei Flüssigkeit bei AD; Bolusbildung und Mastikation halbfester Nahrung defizitär bei VaD.
17b		Für binäre Endpunkte wird empfohlen, sowohl die absoluten als auch die relativen Effektgrößen anzugeben	-	
18	Zusätzliche Analysen	Resultate von weiteren Analysen, einschließlich Subgruppenanalysen und adjustierten Analysen mit Angabe, ob diese präspezifiziert oder exploratorisch durchgeführt wurden	-	
19	Schaden	Alle wichtigen Schäden (früher „unerwünschte Wirkungen" genannt) innerhalb jeder Gruppe (siehe auch CONSORT für Schäden (harm))	-	
20	**Diskussion**			

XL

20	Limitierungen	Studienlimitierungen mit Angabe zu potentieller Verzerrung, fehlender Präzision und, falls relevant, Multiplizität von Analysen	+ 182	Nur moderater Grad an Demenz vertreten in beiden Gruppen. Geringe Häufigkeit bei „orale status", „oral residue"/ „food pocketing" kann zu Verzerrungen führen.
21	Generalisierbarkeit	Generalisierbarkeit (externe Validität, Anwendbarkeit) der Studienergebnisse	+ 183	Kleine Anzahl von Patienten.
22	Interpretation	Interpretation konsistent mit den Ergebnissen, Abwägung des Nutzens und Schadens, Berücksichtigung anderer relevanter Evidenz	+ 181/ 182	Die neurophysiologische und neuropathologische Diskussion ist konsistent mit den Ergebnissen.
23	**Andere Information**			
23	Registrierung	Registrierungsnummer und Name des Studienregisters	-	
24	Protokoll	Wo das vollständige Protokoll eingesehen werden kann, falls verfügbar	+ 178	HyangHee Kim, Rehabilitation Hospital, Yonsei University College of Medicine Seoul, Korea.
25	Finanzierung Limitierungen	Quellen der Finanzierung und anderer Unterstützung (wie Lieferung von Medikamenten), Rolle des Geldgebers	-	

Tabelle 18: Studien 5, Tang 2017

	Checkliste	CONSORT-Statement 2010		In Anlehnung an Leonhart & Voigt-Radloff, 2007
	Bewertete Studie:	Erster Autor/ Jahr: Tang 2017		Titel: Therapeutic efficacy of neuromuscular electrical stimulation and electromyographic biofeedback on Alzheimer's disease patients with dysphagia.
Nr.	Aspekt	Details	+/- Seite	Beurteilung und Erläuterung.
1	Titel und Zusammenfassung:			
1a		Kennzeichnung im Titel als randomisierte Studie		
1b		Strukturierte Zusammenfassung von Studiendesign, Methoden, Resultaten und Schlussfolgerungen (siehe auch CONSORT für Abstracts)	+ 1	Darstellung des Untersuchungsdesigns, der Ziele, der Intervention, der Resultate und der Zusammenfassung.
2	Einleitung			
2a	Hintergrund und Ziele	Wissenschaftlicher Hintergrund und Begründung der Studie	+ 1	Klare Beschreibung des Hintergrundes und Begründung der Intervention.
2b		Genaue Fragestellung oder Hypothesen	+ 1	Kann NMES und EMG eine effektive Behandlung sein von Patienten mit Alzheimer Disease und Dysphagie, zur Reduktion von Aspirationspneumonie?
3	Methoden			
3a	Studiendesign	Beschreibung des Studiendesigns (z. B. parallel, faktoriell), einschließlich Zuteilungsverhältnis der Patienten zu den Gruppen	+ 1	Prospektive vergleichende Interventionsstudie im Vorher-Nachher-Design, nach medizinischer Aufnahme erfolgte nachträglich die Zuteilung in zwei Gruppen. Die Kontrollgruppe erhielt Schluckfunktionstherapie und der Interventionsgruppe erhielt NMES+EMG.
3b		Wichtige Änderungen der Methoden nach Studienbeginn (z. B. Eignungskriterien) mit Gründen	-	
4a	Probanden / Patienten	Eignungskriterien der Probanden/Patienten	+ 2	Alzheimer Disease (DSM-IV, NINCDS ADRDA), Dysphagie (VF).
4b		Umgebung und Ort der Studiendurchführung	+ 1	Fujian Geriatric Hospital, Fuzhou, China
5	Intervention / Behandlung	Durchgeführte Interventionen in jeder Gruppe mit präzisen Details, einschließlich wie und wann die	+ 1-2	REHA-Schluckfunktionstraining (Kontrollgruppe), NMES und EMG-Behandlung (Interventionsgruppe).

		Interventionen durchgeführt wurden, um eine Replikation der Studie zu ermöglichen		
6a	Endpunkte	Vollständig definierte, primäre und sekundäre Endpunkte (früher „Zielkriterien" genannt), einschließlich wie und wann sie erhoben wurden	+ 2	Evaluation der Tests Wasserschlucktest, MNA, MMSE, Hb g/L, ALB g/L nach 4, 8 und 12 Wochen.
6b		Änderungen der Endpunkte nach Studienbeginn mit Angabe der Gründe	-	
7a	Fallzahlbestimmung	Wie wurde die Fallzahl berechnet?	+ 1/3	103 AD-Patienten mit Dysphagie wurden inkludiert. 50 Patienten in der Kontrollgruppe und 53 Patienten in der Behandlungsgruppe.
7b		Falls zutreffend, Erklärung aller Zwischenanalysen und Abbruchkriterien	-	
8	**Randomisierung**			
8a	Erzeugung der Behandlungsfolge	Methode zur Generierung der Zufallszuteilung	-	
8b		Art der Randomisierung; Details jedweder Restriktionen (z. B. Blockbildung, Blockgröße)	-	
9	Mechanismen der Geheimhaltung der Behandlungsfolge	Mechanismen zur Umsetzung der Zuteilungssequenz (z. B. sequenziell nummerierte Behälter) und Beschreibung aller Schritte zur Geheimhaltung der Sequenz bis zur Interventionszuordnung	-	
10	Durchführung	Wer führte die Zufallszuteilung durch, wer nahm die Teilnehmer in die Studie auf und wer teilte die Teilnehmer den Interventionen zu	-	
11a	Verblindung	Falls durchgeführt, wer war bei der Interventionszuordnung verblindet? (z. B. Teilnehmer, Ärzte, Therapeuten, diejenigen, die die Endpunkte beurteilten)	-	
11b		Falls relevant, Beschreibung der Ähnlichkeit der Interventionen _	-	

12a	Statistische Methoden	Statistische Methoden, die zum Vergleich der Gruppen hinsichtlich primärer und sekundärer Endpunkte eingesetzt wurden	+3	SPSS. Standardabweichung und P < 0.05 wurde dargestellt. Der Vergleich der beiden Gruppen erfolgte mit dem T-Test und die demografischen Daten waren mit dem Pearson x²-Test aufgezeigt. Der Vergleich des Schlucktests wurde mit Mann-Whitney errechnet.
12b		Methoden, die für zusätzliche Analysen eingesetzt wurden, wie Subgruppenanalysen, adjustierte Analysen	-	
13	**Ergebnisse**			
13a	Ein- und Ausschlüsse (ein Flussdiagramm wird dringend empfohlen)	Für jede Gruppe Anzahl der Studienteilnehmer, die randomisiert zugeteilt wurden, die die geplante Intervention erhielten und die hinsichtlich des primären Endpunkts analysiert wurden	-	
13b	Aufnahme/Rekrutierung	Für jede Gruppe Zahl der Studienausscheider und Ausschlüsse nach Randomisierung mit Angabe von Gründen	-	
14a	Aufnahme/Rekrutierung	Zeitraum der Rekrutierung und Nachbeobachtung	+1	März 2013 – November 2016.
14b		Warum die Studie endete oder gestoppt wurde		
15	Patientencharakteristika zu Studienbeginn (baseline data)	Eine Tabelle demographischer und klinischer Charakteristika für jede Gruppe	+3	Demografie Tab. 2, Resultate Tab. 3, Assessments Tab. 4.
16	Anzahl der ausgewerteten Probanden/ Patienten	Für jede Gruppe, Anzahl der Teilnehmer, die in die Analyse eingeschlossen wurde und Angabe, ob diese der Anzahl der ursprünglich zugeteilten Gruppen entsprach	+3	Kontrollgruppe N= 50, Behandlungsgruppe N= 53 Beide Gruppen wie am Anfang.
17a	Ergebnisse und Schätzmethoden	Für jeden primären und sekundären Endpunkt Ergebnisse für jede Gruppe und die geschätzte Effektgröße sowie ihre Präzision (z. B. 95 % Konfidenzintervall)	+3	Alle Tests haben sich in der Behandlungsgruppe gegenüber der Kontrollgruppe signifikant verbessert bis auf den Demenztest, der gleichbleibend zu erwarten war.
17b		Für binäre Endpunkte wird empfohlen, sowohl die	-	

		absoluten als auch die relativen Effektgrößen anzugeben		
18	Zusätzliche Analysen	Resultate von weiteren Analysen, einschließlich Subgruppenanalysen und adjustierten Analysen mit Angabe, ob diese präspezifiziert oder exploratorisch durchgeführt wurden	-	
19	Schaden	Alle wichtigen Schäden (früher „unerwünschte Wirkungen" genannt) innerhalb jeder Gruppe (siehe auch CONSORT für Schäden (harm))	-	
20	**Diskussion**			
20	Limitierungen	Studienlimitierungen mit Angabe zu potentieller Verzerrung, fehlender Präzision und, falls relevant, Multiplizität von Analysen	-	
21	Generalisierbarkeit	Generalisierbarkeit (externe Validität, Anwendbarkeit) der Studienergebnisse	+4	Die Untersuchungsergebnisse beschränken sich auf kurzfristige Erfolge.
22	Interpretation	Interpretation konsistent mit den Ergebnissen, Abwägung des Nutzens und Schadens, Berücksichtigung anderer relevanter Evidenz	+4	Die Ergebnisse erweisen konsistente Resultate auf. Es werden keine Schäden beschrieben.
23	**Andere Information**			
23	Registrierung	Registrierungsnummer und Name des Studienregisters	-	
24	Protokoll	Wo das vollständige Protokoll eingesehen werden kann, falls verfügbar	+1	Korrespondenzadresse: Yi Tang, Fujian Geriatric Hospital, Fuzhou, Province Fujian, China.
25	Finanzierung, Limitierungen	Quellen der Finanzierung und anderer Unterstützung (wie Lieferung von Medikamenten), Rolle des Geldgebers	-	

Tabelle 19: Studien 6, Ticinesi 2016

	Checkliste	CONSORT-Statement 2010		In Anlehnung an Leonhart & Voigt-Radloff, 2007
	Bewertete Studie:	Erster Autor/ Jahr: Ticinesi 2016		Titel: Survival in older adults with dementia and eating problems: To PEG or not PEG?
Nr.	Aspekt	Details	+/- Seite	Beurteilung und Erläuterung.
1	Titel und Zusammenfassung:			
1a		Kennzeichnung im Titel als randomisierte Studie	-	
1b		Strukturierte Zusammenfassung von Studiendesign, Methoden, Resultaten und Schlussfolgerungen (siehe auch CONSORT für Abstracts)	+ 1512	Das Abstrakt stellt Hintergrund, Methoden, Resultate, Zusammenfassung dar.
2	Einleitung			
2a	Hintergrund und Ziele	Wissenschaftlicher Hintergrund und Begründung der Studie	+ 1512/ 1513	Kontrovers geführtes Thema, wie man Menschen mit Demenz und Essproblemen ernähren soll. Guidelines empfehlen keine PEG, nur in begrenzten Zeiträumen wird sie empfohlen. Gründe für perkutane Ernährung/ PEG: Verbesserung der Ernährung, vermeiden von verhungern lassen, Einstellung des Arztes entscheidet, begründete Bewertung der Situation.
2b		Genaue Fragestellung oder Hypothesen	+ 1513	Ziel der Studie: Auswirkungen von PEG-Ernährung auf Mortalität und Krankenhauseinweisungen nach 18 Monaten verglichen mit oraler Ernährung.
3	Methoden			
3a	Studiendesign	Beschreibung des Studiendesigns (z. B. parallel, faktoriell), einschließlich Zuteilungsverhältnis der Patienten zu den Gruppen	+ 1513	Kennzeichnung als prospektiv observational non-randomized, unblinded study.
3b		Wichtige Änderungen der Methoden nach Studienbeginn (z. B. Eignungskriterien) mit Gründen	-	
4a	Probanden / Patienten	Eignungskriterien der Probanden/Patienten	+ 1513	Diagnose Demenz FAST Score ≥5, CDR ≥1, ≥65 Jahre, Essstörung (Dysphagie mit Verweigerung), MUST ≥2, Lebenserwartung mehr als 1 Monat;

				Ausschluss: fortgeschrittener Krebs, unheilbare Krankheiten, Dysphagie bei anderen Gründen wie Schlaganfall.
4b		Umgebung und Ort der Studiendurchführung	+ 1513	Innere Medizin und subakute Intensivstation des Krankenhauses der Universität Parma, Juli-Dezember 2013.
5	Intervention / Behandlung	Durchgeführte Interventionen in jeder Gruppe mit präzisen Details, einschließlich wie und wann die Interventionen durchgeführt wurden, um eine Replikation der Studie zu ermöglichen	+ 1513	Befragung/ Datenerhebung von Patienten in einem Krankenhaus und telefonisches Interview nach 18 Monaten durch den Arzt. Pflegekräfte und Betreuer wurden befragt nach Zustand ihrer Patienten.
6a	Endpunkte	Vollständig definierte, primäre und sekundäre Endpunkte (früher „Zielkriterien" genannt), einschließlich wie und wann sie erhoben wurden	+ 1513	Alter, Geschlecht, Datum der Aufnahme, Entlassung. Ort des Todes, Diagnose, Komorbidität, Demenztyp, Ernährungsform. Erhebung zu Beginn und nach 18 Monaten. Schweregrad Demenz nach leicht, moderat, schwer.
6b		Änderungen der Endpunkte nach Studienbeginn mit Angabe der Gründe	+ 1513	Todesfälle im Krankenhaus wurden nicht in die Berechnung aufgenommen (PEG vs. ON).
7a	Fallzahlbestimmung	Wie wurde die Fallzahl berechnet?	+ 1513	184 eingeschlossene Patienten. 54 PEG-Gruppe, 130 orale Ernährungsgruppe bis Abschluss.
7b		Falls zutreffend, Erklärung aller Zwischenanalysen und Abbruchkriterien	+ 1513	4 Abbrüche bei der PEG-Gruppe und 6 Abbrüche für orale Ernährungsgruppe bei dem Follow-up-Interview.
8	**Randomisierung**			
8a	Erzeugung der Behandlungsfolge	Methode zur Generierung der Zufallszuteilung	-	
8b		Art der Randomisierung; Details jedweder Restriktionen (z. B. Blockbildung, Blockgröße)	-	
9	Mechanismen der Geheimhaltung der Behandlungsfolge	Mechanismen zur Umsetzung der Zuteilungssequenz (z. B. sequenziell nummerierte Behälter) und Beschreibung aller Schritte zur Geheimhaltung der Sequenz bis zur Interventionszuordnung	-	
10	Durchführung	Wer führte die Zufallszuteilung durch, wer nahm die Teilnehmer in die Studie auf und wer teilte die Teilnehmer den Interventionen zu	-	

11a	Verblindung	Falls durchgeführt, wer war bei der Interventionszuordnung verblindet? (z. B. Teilnehmer, Ärzte, Therapeuten, diejenigen, die die Endpunkte beurteilten)	-	
11b		Falls relevant, Beschreibung der Ähnlichkeit der Interventionen _	-	
12a	Statistische Methoden	Statistische Methoden, die zum Vergleich der Gruppen hinsichtlich primärer und sekundärer Endpunkte eingesetzt wurden	+ 1514	Mittelwerte, Standardabweichungen oder bei nicht-normaler Verteilung Median Schiefe, Interquatile Range (IQR). Sterblichkeit und Krankenhausrücknahme, mit und ohne PEG wurden verglichen mit Chi-Quadrat-Test. Kaplan-Meier Überlebensanalyse wurden mit und ohne PEG berechnet. Multivariate Cox Proportional Regression Model für PEG und Mortalität. Subgruppenanalyse für verschiedene Demenzgrade. Multivariate Cox Proportional Regression Model für Alter, Charlson Index und Lebensstil als Störfaktor für die Berechnung des Prädiktors für PEG und Mortalität.
12b		Methoden, die für zusätzliche Analysen eingesetzt wurden, wie Subgruppenanalysen, adjustierte Analysen	+ 1514	Subgruppenanalyse bei verschiedenen Demenzgraden.
13	**Ergebnisse**			
13a	Ein- und Ausschlüsse (ein Flussdiagramm wird dringend empfohlen)	Für jede Gruppe Anzahl der Studienteilnehmer, die randomisiert zugeteilt wurden, die die geplante Intervention erhielten und die hinsichtlich des primären Endpunkts analysiert wurden	+ 1513	Aufnahme: 240 Personen, 8 verweigerten orale Nahrung, 38 starben im Krankenhaus, 10 Personen keine Nachuntersuchung wegen Pflegepersonal; Inklusion in Studie: 184 Personen durchschnittlich 82,2 Jahre.
13b	Aufnahme/Rekrutierung	Für jede Gruppe Zahl der Studienausscheider und Ausschlüsse nach Randomisierung mit Angabe von Gründen	-	
14a	Aufnahme/Rekrutierung	Zeitraum der Rekrutierung und Nachbeobachtung	+ 1513	Juli-Dezember 2013.
14b		Warum die Studie endete oder gestoppt wurde		
15	Patientencharakteristika zu Studienbeginn (baseline data)	Eine demographischer und klinischer Charakteristika für jede Gruppe	+ 1514	Demenzpatienten (davon Alzheimer-Krankheit 55,4 %).
16	Anzahl der ausgewerteten	Für jede Gruppe, Anzahl der Teilnehmer, die in die Analyse	+ 1514	184 Personen wurden ausgewertet.

	Probanden/ Patienten	eingeschlossen wurde und Angabe, ob diese der Anzahl der ursprünglich zugeteilten Gruppen entsprach		
17a	Ergebnisse und Schätzmethoden	Für jeden primären und sekundären Endpunkt Ergebnisse für jede Gruppe und die geschätzte Effektgröße sowie ihre Präzision (z. B. 95 % Konfidenzintervall)	+ 1514	PEG, Alter, Demenzgrad, Komorbidität waren Todesindikatoren (multivariate Cox proportional regression model). PEG führte auch bei leichter und moderater Demenz schneller zum Tod als bei oraler Ernährung (multivariate Cox proportional regression model). Kein signifikanter Unterschied bestand bei Krankenhauseinweisungen von PEG- und oralernährter Gruppe.
17b		Für binäre Endpunkte wird empfohlen, sowohl die absoluten als auch die relativen Effektgrößen anzugeben	-	
18	Zusätzliche Analysen	Resultate von weiteren Analysen, einschließlich Subgruppenanalysen und adjustierten Analysen mit Angabe, ob diese präspezifiziert oder exploratorisch durchgeführt wurden	-	
19	Schaden	Alle wichtigen Schäden (früher „unerwünschte Wirkungen" genannt) innerhalb jeder Gruppe (siehe auch CONSORT für Schäden (harm))	+ 1513	Ethics Committee Parma ID n. 19990. Caregivers writing informed concent.
20	**Diskussion**			
20	Limitierungen	Studienlimitierungen mit Angabe zu potentieller Verzerrung, fehlender Präzision und, falls relevant, Multiplizität von Analysen	+ 1514/ 1515	Bei schwere Demenz könnten auch die Faktoren Komorbidität, Gesamtstatus, und andere Gründe zu einer frühzeitigen Mortalität führen. Alter war kein Prädiktor für Mortalität.
21	Generalisierbarkeit	Generalisierbarkeit (externe Validität, Anwendbarkeit) der Studienergebnisse	+ 1515	Viele Aspekte des klinischen Managements hängen vom lokalen Pflegedienst und vom kulturellen Hintergrund ab. Dies begrenzt die Generalisierung. Es gab keine Informationen über Polypharmaka und Psychopharmaka (Störfaktor). Bei der Methodik des follow-up als Interview (Telefon) konnten keine genauen Daten über Todesursache gesammelt werden.
22	Interpretation	Interpretation konsistent mit den Ergebnissen, Abwägung des	+ 1515	Langfristige perkutane Ernährung durch PEG verkürzt das Überleben gegenüber

		Nutzens und Schadens, Berücksichtigung anderer relevanter Evidenz		oraler Ernährung bei einem Betrachtungszeitraum von 18 Monaten.
23	**Andere Information**			
23	Registrierung	Registrierungsnummer und Name des Studienregisters	-	
24	Protokoll	Wo das vollständige Protokoll eingesehen werden kann, falls verfügbar	+ 1515	Andrea Ticinesi, University of Parma, Department of Clinical and Experimental Medicine, Parma, Italy.
25	Finanzierung, Limitierungen	Quellen der Finanzierung und anderer Unterstützung (wie Lieferung von Medikamenten), Rolle des Geldgebers	+ 1515	Die Studie wurde ohne außer-institutionelle Quellen der Finanzierung durchgeführt.

L

Bei Fragen zur Produktsicherheit wenden Sie sich bitte an:
If you have any questions regarding product safety,
please contact:

Walter de Gruyter GmbH
Genthiner Straße 13
10785 Berlin
productsafety@degruyterbrill.com